PRISE EN CHARGE DE LA PRÉ-ÉCLAMPSIE SÉVÈRE EN RÉANIMATION À ZIGUINCHOR (SÉNÉGAL)

Denis BARBOZA

Éditeur: Upway Books

Auteur: Denis BARBOZA

Titre: PRISE EN CHARGE DE LA PRÉ-ÉCLAMPSIE SÉVÈRE EN RÉANIMATION À ZIGUINCHOR (SÉNÉGAL)

ISBN: 978-1-917916-04-2

Couverture réalisée sur: www.canva.com

LISTE DES ABRÉVIATIONS

ALAT : Alanine aminotransférase

ANSD : Agence nationale de la statistique et de la démographie

ASAT : Aspartate aminotransférase

BDCF : Bruit du cœur fœtal

CHRZ : Centre hospitalier régional de Ziguinchor

CIVD : Circulation veineuse disséminée

EDS : Enquêtes démographiques et de santé

HCG : *Human chorionic gonadotropin*

HELLP : Hemolysis, Elevated liver enzyme, Low Platelet

HIF-1 : *Hypoxia inducible factors*

HPZ : Hôpital de la paix de Ziguinchor

HRP : Hématome rétroplacentaire

HTA : Hypertension artérielle

HTAG : Hypertension artérielle gravidique

IRA : Insuffisance rénale aiguë

IRM : Imagerie par résonance magnétique

LDH : Lactate déshydrogénase

MFIU : Mort fœtale *in utero*

MgSO^4	:	Sulfate de magnésium
NFS	:	Numération formule sanguine
NMDA	:	N-méthyl-D-aspartate
OAP	:	Œdème aigu du poumon
ODD	:	Objectifs de développement durable
OMS	:	Organisation mondiale de la santé
PA	:	Pression artérielle
PAD	:	Pression artérielle diastolique
PAS	:	Pression artérielle systolique
PDF	:	Produit de dégradation de la fibrine et du fibrinogène
PE	:	Pré-éclampsie
PES	:	Pré-éclampsie sévère
PLGF	:	*Placental growth factor*
RCF	:	Rythme cardiaque fœtal
RCIU	:	Retard de croissance *in utero*
ROT	:	Réflexe ostéotendineux
SA	:	Semaine d'aménorrhée
SAPL	:	Syndrome des anticorps anti-phospholipides
SFAR	:	Société française d'anesthésie et de réanimation
SHU	:	Syndrome hémolytique urémique

SONU : Soins obstétricaux et néonataux d'urgence

SSDM : Système de surveillance des décès maternels au Maroc

TCA : Temps de céphaline activé

TDM : Tomodensitométrie

VEGF-A : *Vascular endothelial growth factor*

LISTE DES FIGURES

LISTE DES TABLEAUX

TABLE DES MATIÈRES

INTRODUCTION

La pré-éclampsie est une pathologie hypertensive de la grossesse spécifiquement humaine, caractérisée par une maladie de l'endothélium maternel dont l'origine est placentaire. Elle se définit par une PAS ≥ 140 mmHg et/ou une PAD ≥ 90 mmHg associée à une protéinurie > 0,3 g/24 h. Elle survient à partir de la vingtième semaine d'aménorrhée jusqu'à 42 jours après l'accouchement. Elle touche en moyenne 5 % des grossesses [1]. La PES se définit par une PAS ≥ 160 mmHg et/ou une PAD ≥ 110 mmHg.

Longtemps qualifiée de maladie de théorie, l'une des premières descriptions de la pré-éclampsie a été publiée en 1637 par François Mauriceau, qui est l'un des premiers pionniers de la spécialité obstétrique. Il a noté le risque élevé de convulsions dans la pré-éclampsie, ainsi que le risque accru de cette affection chez les primigestes [2].

Alors que les symptômes apparaissent au troisième trimestre de la grossesse, cette pathologie se développe dès le premier trimestre [3]. Sur le plan physiopathologique, c'est une pathologie assez complexe de mieux en mieux expliquée de nos jours surtout du côté maternel. Aucun facteur suffisamment fiable n'a été identifié. Toutefois, les facteurs évoqués ont en commun la propension à réduire le flux sanguin placentaire [4].

Au Sénégal, la santé de la mère et de l'enfant reste encore un défi, même si des progrès significatifs ont été réalisés en perspective des objectifs de développement durable (ODD). Le ratio de mortalité maternelle est passé de 392 à 153 pour 100 000 naissances vivantes entre 2010 et 2023 (EDS 2023) [5].

Les études faites sur la PE concernent surtout la région du Nord (Dakar, Thiès…). Rares sont les études faites dans le Sud du pays en dehors des enquêtes des SONU.

La déficience de données en réanimation sur cette pathologie, dont la récurrence n'est pas délusoire dans la région de Ziguinchor, nous a conduits à initier cette étude dont l'objectif général est de faire le point sur la prise en charge thérapeutique de la PES dans le service de réanimation de l'hôpital de la paix de Ziguinchor.

Les objectifs spécifiques sont :

- de décrire les aspects épidémiologiques, cliniques et paracliniques ;
- d'évaluer la prise en charge ;
- et de donner les aspects évolutifs.

Pour ce faire, nous allons structurer notre travail en suivant le plan suivant :

- dans la première partie, nous ferons le tour de la littérature sur la PE, en passant par un rappel épidémiologique, physiopathologique, diagnostic, thérapeutique et pronostique ;
- dans la deuxième partie, nous allons présenter la méthodologie de notre étude et les résultats obtenus que nous allons discuter en nous basant sur une revue de la littérature. Nous conclurons en émettant des recommandations.

PREMIÈRE PARTIE : REVUE DE LA LITTÉRATURE

1. DÉFINITIONS

> **L'hypertension artérielle gravidique (HTAG)**

Elle se définit comme une hypertension isolée (PAS > 140 mmHg et/ou PAD > 90 mmHg), sans protéinurie. Elle apparait à partir de la 20e semaine d'aménorrhée (SA) en l'absence d'antécédent selon SFAR [6].

> **La Pré-éclampsie**

Elle associe une hypertension artérielle gravidique (HTAG) apparue à partir de la 20e semaine d'aménorrhée (TA systolique > 140 mmHg et/ou TA diastolique > 90 mmHg) et une protéinurie > à 300 mg/j ou > à 2 croix [7]. On parle de PE précoce avant 34SA [3].

> **La Pré-éclampsie sévère**

Elle se définit par l'HTAG avec une HTA sévère (PAS ≥ 160 mmHg et/ou PAD ≥ 110 mmHg) ou HTAG avec un ou plusieurs des signes suivants

- une protéinurie > 3 g/24 h ;
- une créatinémie ≥ 90 µmol/l ;
- une oligurie ≤ 500 ml/24 h ou ≤ 25 ml/h ;
- une thrombopénie < 100.000/mm^3 ;
- une cytolyse hépatique avec ASAT/ALAT > 2 N ;
- une douleur abdominale épigastrique et/ou une douleur de l'hypochondre droit « en barre » persistante ou intense ;
- une douleur thoracique, une dyspnée, un œdème aigu du poumon ;
- des signes neurologiques : céphalées sévères ne répondant pas au traitement, troubles visuels ou auditifs persistants, réflexes ostéo-tendineux vifs, diffusés et polycinétiques [8].

2. ÉPIDÉMIOLOGIE

2.1. Fréquence

La pré-éclampsie (PE) affecte environ 2 à 8 % des grossesses, parmi celles-ci, environ 10 % sont des formes sévères[9]. Avec une prévalence comprise entre 2 et 5 % dans les pays industrialisés, elle est majorée entre 4 et 18 % dans les pays émergents. En France, elle est estimée à environ 1 % des grossesses avec 1,5 % en moyenne pour les primipares et 0,8 % pour les multipares [3].

Aux États-Unis, l'incidence des troubles hypertensifs pendant la grossesse était de 5,9 % selon la National Hospital Discharge Survey [10].

Selon l'Organisation mondiale de la santé (OMS), en Afrique et en Asie, près d'un dixième des décès maternels sont associés à des désordres hypertensifs liés à la grossesse. Ce chiffre s'élève à 25 % en Amérique latine [9].

Les femmes souffrant de pré-éclampsie ont un risque de complications graves entre 3 à 25 fois plus élevé que les autres, un risque d'accouchement prématuré multiplié par 6 et une mortinatalité 5 fois plus élevée [10]. C'est donc un problème majeur de santé publique en raison de sa fréquence et de la gravité de ses complications.

Au Maroc, selon la SSDM, la pré-éclampsie constitue la deuxième cause de mortalité maternelle après l'hémorragie de la délivrance [11].

Au Sénégal, la PE occupe la troisième position après l'hémorragie et l'infection avec une incidence cumulée de 1,4 % par rapport aux grossesses et une fréquence de 14,9 % par rapport à l'ensemble des états hypertensifs associés à la grossesse [12].

À Ziguinchor, selon Naderge Zounfa, dans son étude menée à la maternité de deux hôpitaux (L'Hôpital Régional et l'Hôpital de la Paix de Ziguinchor) en 2018, la prévalence était 10,5 % [13].

2.2. Facteurs de risque

2.2.1. Facteurs immunologiques

Le placenta et le fœtus sont considérés comme la semi-allogreffe la plus réussie. La viviparité implique la coexistence de deux individus ayant un patrimoine génétique différent. La rupture de la tolérance des caractéristiques du système adaptatif immunitaire à savoir la mémoire et la spécificité sont soulevées. La primiparité est le premier facteur incriminé dans la PE et selon plusieurs études la nulliparité triple le risque de pré-éclampsie [14]. La tolérance materno-fœtale exige une certaine immunisation préalable de la mère contre le patrimoine paternel. Cette immunisation s'acquiert avec un contact régulier et prolongé du sperme à la muqueuse maternelle. Une durée de cohabitation sexuelle courte dans le cadre de conception précipitée, de contexte de viol, de changement de partenaire et de préservatifs expose donc à un risque de PE [15].

2.2.2. Facteurs génétiques

Des études suggèrent une certaine agrégation familiale de cas de pré-éclampsie chez la primipare avec une prévalence de 23 %. Ce risque est d'autant plus important qu'il existe un antécédent de PE chez un parent de premier degré. Une femme de mère aux antécédents de pré-éclampsie a un risque multiplié par 4 à sa première grossesse [16].

2.2.3. Facteurs maternels

- **L'Âge**

Les âges extrêmes inférieurs ou égaux à 17 ans et 40 ans ou plus sont les plus à risque de développer une PE. Les femmes âgées de 40 ans ou plus présentent un risque deux fois plus élevé de développer une PE, qu'elles soient primipares ou multipares. Les données nationales américaines suggèrent que le risque de pré-éclampsie augmente de 30 % pour chaque année supplémentaire après 34 ans [14].

- **L'intervalle entre les naissances**

L'intervalle long entre les naissances peut expliquer une récidive de près de 15 % [14]. C'est un facteur indépendant influençant la PE. Il y a un risque accru pour un intervalle supérieur à 10 ans même sans antécédent de PE [14].

- **La grossesse multiple**

Plusieurs études ont montré un lien significatif entre grossesse multiple et PE avec une fréquence qui tourne autour de 9,5 %. Dans la procréation médicalement assistée, en raison du transfert de plus d'un embryon, le risque est multiplié par 2. Ceci s'explique par l'augmentation de la masse placentaire pouvant conduire à une ischémie relative [14].

2.2.4. Facteurs liés l'environnement

- **L'altitude**

Des résultats d'une étude réalisée en Colombie ont montré que la vie en altitude augmente le risque de PE à presque 3 % pour 1600m et a 12 % pour 3 100 m d'altitude. Cette observation rejoint l'hypothèse selon laquelle la PE est une maladie liée à l'hypoxie [17].

- **Le stress**

Les femmes ayant un travail et un mode de vie stressants ont un risque de PE 5 fois plus élevé. Parallèlement, une activité physique régulière et des moments importants consacrés aux loisirs ont un effet protecteur [18].

2.2.5. Pathologies maternelles

- **L'obésité et le diabète**

L'obésité expose à la PE avec un risque multiplié par 2 lorsque l'IMC avant la grossesse est supérieur à 25 et à 2,6 lorsqu'il est supérieur à 30. Expliqué par le fait que l'hyperlipidémie favorise la production de peroxydes qui conduit à une altération de l'endothélium et à une vasoconstriction. Le défaut d'utilisation de l'insuline, dans le cadre d'une dyslipidémie liée à l'obésité, l'insulinodépendance dans le diabète de type 1 au même titre que l'insulinorésistance pour le diabète de type 2, quadruple le risque de PE, encore plus pour un diabète préexistant avant la grossesse [14].

- **HTA**

Un antécédent familial d'HTA, ou l' HTA chronique avant la grossesse expose à un risque multiplié par 8 de pré-éclampsie surtout sévère [19].

- **Infection au SARS-CoV-2**

Pendant la pandémie, une méta-analyse a démontré que l'affection par le SRAS-COV-2 pendant la grossesse est associée à une augmentation significative de la probabilité de développer une PE. Le risque est 5 fois plus élevé pour les formes Covid-19 à caractères sévères [20].

- **Thrombophilie**

Il y a un risque accru de pathologie vasculaire placentaire par conséquent de PE [20].

- **D'autres pathologies sont aussi à incriminer**

Les pathologies auto-immunes telles que le syndrome des anticorps antiphospholipides, le lupus augmentent de manière significative le risque de pré-éclampsie. La maladie rénale chronique, les antécédents d'infections urinaires à répétitions ou d'infection urinaire pendant la grossesse sont retrouvés dans 6 % des cas [14].

3. PHYSIOPATHOLOGIE

3.1. La placentation

> **Processus d'invasion**

La placentation humaine est caractérisée par un processus d'invasion de la partie superficielle de l'utérus (décidue et myomètre) par des cytotrophoblastes extravilleux. Cette invasion est orientée vers les artères spiralées de l'utérus. Il en résulte une invasion de la paroi artérielle, qui conduit à une disparition totale de la tunique musculaire lisse artérielle et des cellules endothéliales maternelles. Elles sont remplacées par des cytotrophoblastes extravilleux. La tunique de l'artère devient atone, insensible aux éléments vaso-actifs, permettant ainsi une perfusion facilitée de la chambre intervilleuse (Figure 1) [4].

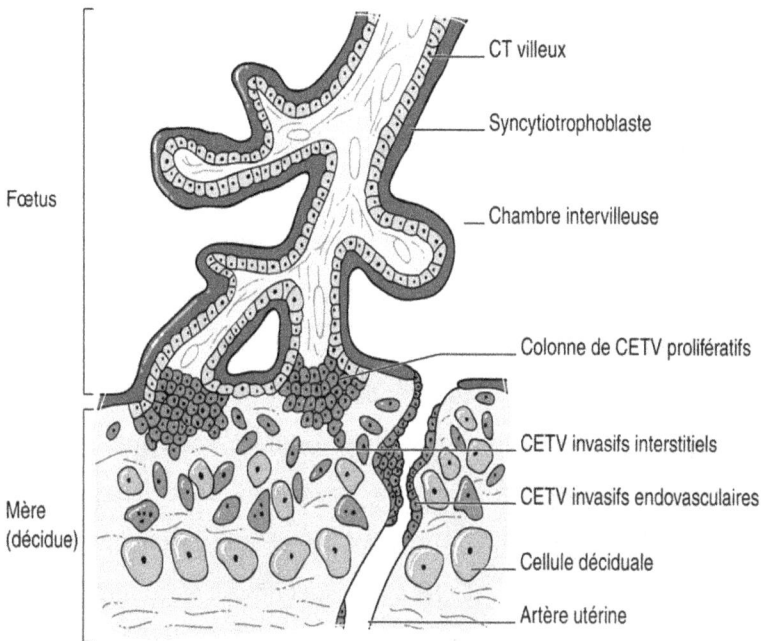

CT villeux

Syncytiotrophoblaste

Chambre intervilleuse

Colonne de CETV prolifératifs

CETV invasifs interstitiels

CETV invasifs endovasculaires

Cellule déciduale

Artère utérine

Fœtus

Mère (décidue)

Figure 1 : Invasion profonde de l'endothélium utérin par les cytotrophoblastes extravilleux [22]

➢ **Remodelage vasculaire des artères spiralées indépendantes des effets trophoblastiques**

Les modifications initiales des artères utéroplacentaires comportent une désorganisation généralisée avec une vacuolisation endothéliale, une désorganisation des cellules musculaires lisses et une dilatation de la lumière. Ces modifications structurales surviennent avant l'invasion trophoblastique, aussi bien dans la zone d'implantation que dans la portion déciduale non concernée par la placentation. Par ailleurs, elles sont également retrouvées en cas d'implantation extra-utérine (GEU). Elles seraient dues à une activation du système rénine-angiotensine décidual ou à des facteurs hormonaux circulants maternels [23].

> ➤ **Remodelage vasculaire issue des facteurs diffusibles trophoblastiques**

Le cytotrophoblaste extravilleux et le trophoblaste de la villosité sécrètent des facteurs angiogéniques impliqués dans le remodelage vasculaire. Le plus connu parmi eux est le **VEGF-A**, dont la sécrétion est maintenue tout au long de la différenciation intra-utérine. Il pourrait donc être responsable de l'angiogenèse utéroplacentaire, soit par un mode paracrine (VEGF sécrété par le trophoblaste extravilleux), soit par un mode endocrine (VEGF secrété par les trophoblastes de la villosité). La cellule trophoblastique sécrète également du **PlGF** et du **VEGF-C** qui sont des facteurs stimulant la survie endothéliale et le remodelage vasculaire [24]. Par ailleurs l'HCG possède des propriétés angiogéniques similaires à celles du VEGF et les récepteurs de l'HCG (récepteur HCG/LH) sont présents à la surface des cellules endothéliales des vaisseaux utérins [25].

Au cours de la PE, cette invasion trophoblastique est altérée et l'invasion endo et périvasculaire est fortement diminuée. Les données moléculaires récentes confrontées aux études anatomopathologiques plus anciennes, orientent vers un schéma physiopathologique incluant plusieurs étapes pouvant se succéder :

- un défaut de remodelage vasculaire utérin (en grande partie lié à un défaut d'invasion trophoblastique) ;
- un dysfonctionnement placentaire (dû à une hypoxie placentaire et un stress oxydant) ;
- et un dysfonctionnement de l'endothélium maternel [4].

3.2. Défaut de remodelage vasculaire utérin (défaut d'invasion trophoblastique)

L'invasion trophoblastique baisse de plus de 50 % lors de la grossesse pré-éclamptique par rapport à la grosse normale. En effet, elle passe de 100 % à 44 % pour les artères spiralées déciduales et de 76 % à 18 % pour le segment myométrial.

Les cellules endothéliales ne sont pas remplacées par les trophoblastes et la couche de cellules musculaires lisses n'est pas remaniée. Ainsi les artères utérines, lors de la pré-éclampsie, ont un diamètre plus petit et conservent leurs potentiels de vasoconstriction   à l'origine de l'hypoxie placentaire [26].

3.3. Dysfonction placentaire

La diminution de la perfusion placentaire secondaire au mauvais remodelage vasculaire utérin entraîne à la longue un état d'hypoxie et d'ischémie placentaire. Il n'y a actuellement pas de preuve directe en faveur de cette hypoxie. Néanmoins des éléments indirects ont été évoqués : l'augmentation de l'index mitotique, l'augmentation de l'épaisseur du syncytium et l'augmentation des marqueurs moléculaires d'hypoxie comme HIF-1 [27].

Par ailleurs, le placenta des grossesses compliquées de PE présente des marqueurs de stress oxydatif. Ce sont des métabolites stables de la peroxydation lipidique, tels que l'isoprostane libre (8-iso-PGF2), qui est doté d'activité vasoconstrictrice et agrégante plaquettaire. Le stress oxydatif serait responsable d'une augmentation de l'apoptose et de la libération de débris placentaires apoptotiques dans la circulation maternelle [28].

L'hypoxie conduit à la longue vers une nécrose du syncytiotrophoblaste avec libération des fragments microvillositaires syncytiaux (STBM) et autres débris dans la circulation maternelle qui sont aussi responsables en partie des changements physiopathologiques liés à la pré-éclampsie [29].

3.4. Dysfonction endothéliale

La grossesse normale est associée à une vasodilatation systémique maternelle.

Au cours de la PE, l'endothélium vasculaire maternel subit des modifications structurales et fonctionnelles, conduisant à une altération de la réactivité vasculaire aux substances vaso-modulatrices, à une activation d'une cascade de coagulation et à une augmentation de la perméabilité capillaire. Le dysfonctionnement endothélial se manifeste par la forte concentration de marqueurs de l'activation endothéliale dans la circulation maternelle. Parmi eux on peut citer :

- le facteur von Willebrand ;
- la fibronectine cellulaire ;
- et l'endothéline.

La dysfonction endothéliale peut parfois être associée à un processus de lésion endothéliale comme en témoigne l'augmentation de la thrombomoduline soluble [30].

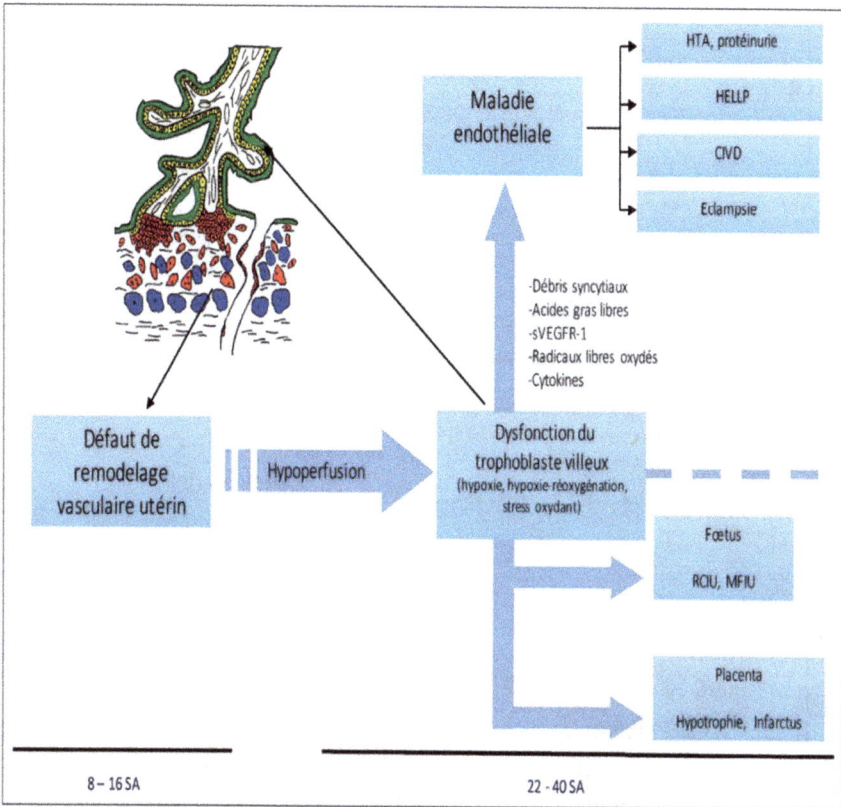

Figure 2 : Schéma classique de la physiopathologie de la pré-éclampsie [4]

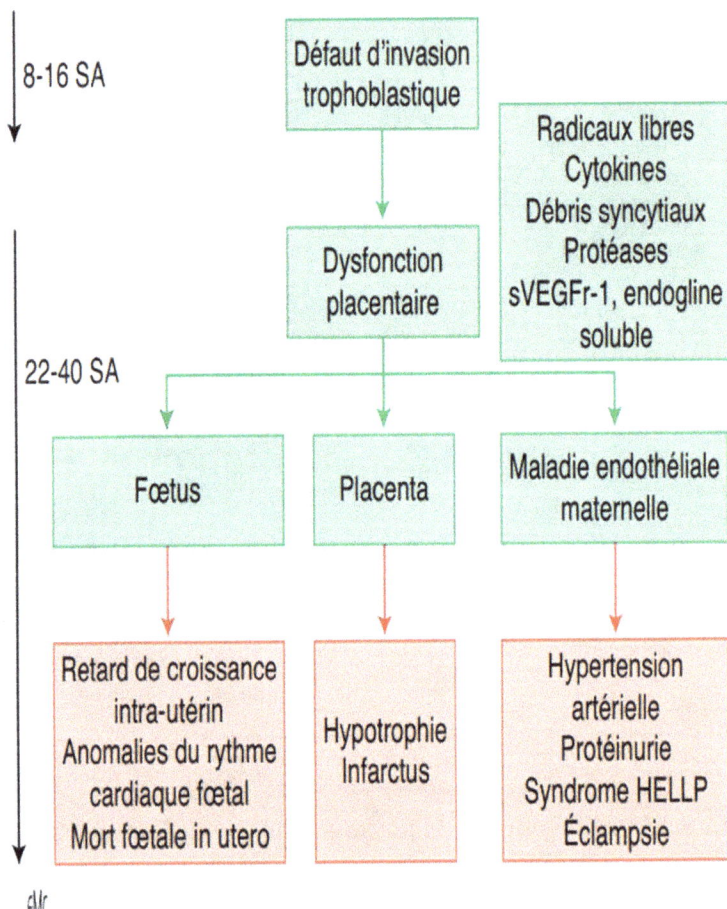

8-16 SA

```
Défaut d'invasion
trophoblastique
```

```
Radicaux libres
Cytokines
Débris syncytiaux
Protéases
sVEGFr-1, endogline
soluble
```

```
Dysfonction
placentaire
```

22-40 SA

```
Fœtus        Placenta        Maladie endothéliale
                             maternelle
```

```
Retard de croissance          Hypertension
intra-utérin                  artérielle
Anomalies du rythme   Hypotrophie   Protéinurie
cardiaque fœtal       Infarctus     Syndrome HELLP
Mort fœtale in utero                Éclampsie
```

Figure 3 : Physiopathologie de la pré-éclampsie [31].

4. SIGNES DE SÉVÉRITÉ DE LA PRÉ-ÉCLAMPSIE

4.1. Signes cliniques maternels

➢ Hypertension artérielle sévère

La mesure de la pression artérielle se fait chez une gestante au repos depuis 10 min, en position assise, légèrement penchée en avant, de préférence sur le bras gauche. Il peut s'agir d'un tensiomètre de mercure ou électronique avec un brassard de taille adaptée avec le bras entièrement dénudé, sans contention vestimentaire en amont et le coude à hauteur du cœur et reposant sur un support. À noter que le manomètre à colonne de mercure et la méthode auscultatoire constituent la référence.

L'hypertension artérielle sévère se caractérise par une PAS supérieure ou égale à 160 mmHg et/ou diastolique à 110 mmHg après 20 SA à 2 reprises à 4 heures d'intervalle [32].

➢ L'œdème

Il n'est pas spécifique à la PE, il peut être observé dans n'importe quel état gravidique normal ou pathologique. Toutefois, l'association avec l'HTA et la protéinurie font la particularité dans la pré-éclampsie.

Il se manifeste au début par des difficultés à enfiler ou à retirer les bagues, des chaussures qui deviennent serrer, puis une prise de poids plus importante par rapport au terme ou trop rapide de l'ordre de 500g par semaine en fin de grossesse. Des formes plus graves peuvent évoluer vers l'ascite ou l'OAP, et dans le cadre d'une atteinte rénale associée, il s'accompagne d'une bouffissure matinale du visage [13].

➢ L'OAP hémodynamique

L'œdème aigu du poumon se définit comme l'accumulation de liquide dans l'espace interstitiel pulmonaire et alvéolaire, empêchant une diffusion adéquate de l'oxygène et l'élimination du CO_2, le plus souvent secondaire à une surcharge volémique.

Bien qu'il s'agisse d'un événement peu fréquent, il est associé à un risque accru de morbidité et de mortalité materno-fœtale. Il complique 0,08 % des grossesses et 2,9 % des PES d'après une étude rétrospective portant sur plus de 67 000 accouchements. Il se manifeste par une dyspnée intense angoissante à type de polypnée, superficielle, gênant le décubitus et contraignant la patiente à s'assoir (orthopnée). Il s'y ajoute une toux quinteuse ramenant des expectorations mousseuses abondantes, parfois striées de sang (Expectoration rose saumon). L'auscultation pulmonaire révèle des râles crépitants en marée montante [33].

➢ Troubles digestifs

Ils se manifestent à type de nausée, de vomissement et de douleur en barre épigastrique (Signe de chaussier). Ces signes apparaissent souvent en prodrome énonciateurs d'un HELLP syndrome, d'un hématome sous-capsulaire hépatique et dans 20 % des cas d'une éclampsie [34].

➢ Hyperréflexie ostéo-tendineuse

Parmi les signes faisant appréhender une évolution rapide de la PE, les réflexes ostéo-tendineux sont vifs. Ils constituent un facteur prédictif de la survenue d'une crise d'éclampsie. Cependant, la relation entre ROT et éclampsie est peu spécifique. Da et Pourrat ont établi une valeur prédictive négative. La recherche des ROT doit être systématique en cas de diagnostic de PE établi en vue de poser l'indication et d'anticiper sur le sulfate de magnésium [35].

> **Troubles neurologiques**
- **Céphalées :** Elles sont violentes en casque ou frontales, pulsatiles, persistantes et invalidantes, avec adynamie, somnolence et vertige.
- **Troubles visuels :** Ils sont faits de phosphènes, de sensation de mouches volantes, de diminution de l'acuité visuelle ou d'amaurose, secondaire essentiellement au vasospasme cérébral. En principe l'atteinte oculaire est proportionnelle à l'élévation de la pression artérielle et la sévérité de la PE.
- **Troubles auditifs :** il s'agit des acouphènes [36].

4.2. Paracliniques

> **Biologie**
- **Créatininémie :** Quand elle est supérieure ou égale à 10 mg/l, elle reflète une hypovolémie en rapport avec la PES.
- **Uricémie :** Elle varie normalement entre 0,15 et 0,45 g/l. Lorsqu'elle dépasse 0,60 g/l ou si elle augmente rapidement, c'est un signe d'alarme. Au-delà de 0,80 g/l, elle doit faire craindre la survenue de complications maternelles et fœtales (HRP, RCIU). Cette hyperuricémie est due à une atteinte tubulaire rénale ainsi qu'une production de lactate par le placenta ischémié. Elle constitue également un marqueur biologique d'hypovolémie.

- **Numération Formule Sanguin**
  - **Hématocrite :** Elle est classiquement augmentée, témoin d'une hémoconcentration et donc d'une hypovolémie. Elle précède de 4 semaines en moyenne la survenue de RCIU. Par ailleurs cette élévation peut être marquée par une anémie et d'autres causes possibles.
  - **Anémie hémolytique :** Devant une diminution de l'hémoglobine et de l'haptoglobine, une augmentation de la biturbine, des LDH et des schizocytes peut être observée.
  - **Thrombopénie :** C'est un signe de sévérité lorsqu'il descend au-dessous de 100 000 éléments/mm^3. La thrombopénie peut s'inscrire dans le cadre du HELLP syndrome ou d'une CIVD.
  - **Cytolyse hépatique :** Les transaminases hépatiques sont supérieures à 3 fois la normale. Ceci traduit une cytolyse hépatique mais aussi, en cas d'hypo perfusion tissulaire périphérique avec lyse des hématies ou des lésions du muscle strié squelettique, reflète la sévérité de la pré-éclampsie.
- **Protéinurie de 24 heures :** Quand elle est supérieure à 3,5 g/24 h, elle constitue un signe de sévérité de la pré-éclampsie.
- **Bilan de la crasse sanguine :** Il permet de rechercher l'existence d'une CIVD par l'altération de ces différents marqueurs : TP/TCA, fibrinogène, D-dimères, plaquettes, facteur de coagulation.
- **ECBU :** Permet d'éliminer une infection urinaire pouvant exagérer la protéinurie.
- **Bilan auto-immun :** Il peut être demandé en présence d'antécédents évocateurs [37].

> **Imagerie**

- **Échographie abdominale :** Elle doit être réalisée en cas de signe d'appel à la recherche d'hématome sous-capsulaire du foie, de stéatose ou d'ascite.

- **Échographie obstétricale :** Elle permet
  - d'apprécier l'activité cardiaque du fœtus ;
  - d'estimer la biométrie par le diamètre bipariétal, la longueur fémorale et le périmètre abdominal ;
  - d'estimer le poids du fœtus ainsi que la mesure du diamètre transverse de l'abdomen qui peut suspecter un RCIU ;
  - de rechercher les signes de SFA ;
  - de quantifier le liquide amniotique pour avoir une idée sur la diurèse fœtale ;
  - de chercher l'aspect du placenta y compris l'épaisseur à la recherche des signes indirects d'HRP ;
  - et de rechercher des malformations associées. En effet, une association de certaines anomalies avec la pré-éclampsie a été rapportée, en particulier la trisomie 13 et la triploïdie.

- **ECG, le fond d'œil et Échographie cardiaque**

Ils font partie du bilan systématique d'une HTA selon l'OMS, à la recherche de retentissement d'une HTA chronique s'ils sont réalisés précocement ou celui d'une PES.

- **TDM ou IRM cérébrale**

En pratique, la TDM et l'IRM encéphaliques ne sont pas systématiquement réalisées, car il n'existe pas de corrélation anatomo-clinique claire. Ces examens sont effectués en cas d'éclampsie, de coma postcritique prolongé ou si apparaissent des signes de localisation neurologique.

Toutefois, ces examens permettent de visualiser dans certains cas de micro-infarctus ou d'œdème cérébral diffus de localisation essentiellement postérieur mieux visualisé surtout à l'IRM [38].

5. COMPLICATIONS ASSOCIÉES À LA PRE-ÉCLAMPSIE

5.1. L'éclampsie

Elle se définit par une convulsion généralisée et/ou un trouble de la conscience survenant au cours de la PE, ne pouvant être rapporté à une pathologie neurologique préexistante.

Sur le plan physiopathologique, plusieurs hypothèses ont été émises :

- celle d'un vasospasme cérébral cytotoxique à l'origine de zones d'ischémie focale ;
- depuis l'avènement de l'IRM les données montrent que l'éclampsie résulte plutôt d'un œdème vasogénique provoqué par un dépassement de l'autorégulation cérébrale avec rupture de la barrière hémato-encéphalique [39].

Typiquement, sur le plan clinique, elle se manifeste par des crises convulsives généralisées évoluant en 4 phases, parfois précédées de prodrome. Dans 80 % des cas, elle se manifeste par des céphalées, des troubles visuels et une douleur en barre épigastriques.

- **Phase d'invasion :** Elle dure 30 secondes.

Nous avons l'apparition de petites secousses fibrillaires localisées à la face. Le front se plisse, les paupières battent et on observe un nystagmus, un battement des ailes du nez avec la langue qui est animée de mouvements de va-et-vient. La tête oscille de petit mouvement de négation. Rapidement ses secousses atteignent le cou. Les membres supérieurs, dont les avant-bras, se mettent en pronation forcée, les mains et les doigts en hyperréflexions.

- **Phase tonique :** Elle dure 20-30 secondes.

Il s'agit d'un état d'hypertonie généralisée. La tête est rejetée en arrière, la face figée, les yeux regardent en haut et en dehors, la mâchoire serrée favorisant ainsi les morsures de la langue. Le tronc reste en opisthotonos, les membres supérieurs en flexions et les membres inférieurs en extension. Cette hyperréflexie peut atteindre les muscles respiratoires pouvant entraîner une asphyxie.

- **Phase clonique :** Elle peut durer plus d'une minute.

Il de s'agit de convulsion généralisée qui sont faites de secousses intéressant surtout la moitié supérieure du corps avec la tête rejetée en arrière et sur le côté de façon rythmique et la face en grimace. Nous retrouvons aussi un pseudo nystagmus persistant. La bouche présente de vives contractions (risque de morsure de la langue). La respiration est bruyante.

Souvent, le tronc et les membres inférieurs restent presque immobiles. Il n'y a pas de perte d'urine.

- **Phase comateuse**

Elle va d'une simple obnubilation au coma profond. L'examen révèle surtout une résolution musculaire complète, la respiration devient régulière et les pupilles sont en mydriases. On ne retrouve aucun signe neurologique focal [40].

On distingue 4 types d'éclampsie :

1. **Éclampsie pré-partum** ou ante-partum-eclampsia qui survient en début de travail. On parle de forme précoce si avant 28 SA.
2. **Éclampsie per-partum** ou intra-partum-eclampsia qui se manifeste pendant le travail.

3. **Éclampsie post-partum** post-partum-eclampsia qui apparaît dans les 7 jours suivant l'accouchement. On parle de forme tardive au-delà de 3–4 semaines après accouchement.

4. **Éclampsie intercurrente** qui survient en pré-partum mais régressant avec une amélioration permettant de poursuivre la grossesse pendant au moins 7 jours.

5.2. HELLP Syndrome : (Hemolysis, Elevated liver enzymes, Low platelets)

Décrit pour la première fois par Weinstein en 1982, le HELLP Syndrome est un syndrome biologique pouvant compliquer une pré-éclampsie et être responsable d'une morbi-mortalité importante, tant maternelle que périnatale. Il est la traduction de la micro-angiopathie disséminée provoquée par la maladie placentaire. Il associe une hémolyse, une cytolyse hépatique et une thrombopénie [41]. Il complique 5–10 % des PE, survient et s'aggrave dans 30 % des cas en post-partum [42].

Son diagnostic est essentiellement biologique, associant :

- **Une hémolyse :** Il s'agit d'une anémie hémolytique caractérisée par une baisse significative du taux d'hémoglobine < 10 mg/dl, d'un taux de bilirubine sérique élevé supérieur ou égal 12 mg/l, d'un frottis sanguin anormal avec la présence de schistocytes et d'un taux élevé de lactate déshydrogénase (LDH) > 600 UI/l.

- **Une cytolyse :** Elle est faite d'une élévation des transaminases (aspartate transaminase (ASAT) et alanine transférase (ALAT)) supérieures à 2, voire 3 fois la normale

- **Et une thrombopénie** inférieure à 100 000 éléments/mm^3 [34].

Près de 40 % des HELLP syndromes développent une autre complication associée à savoir l'éclampsie, l'HRP, la coagulation intra-veineuse disséminée et l'OAP. Mais la complication la plus redoutée est l'hématome sous-capsulaire du foie [42].

Selon le degré de thrombopénie, le HELLP syndrome est classé en 3 catégories :

- classe 1 : Plaquette inférieure à 50 000.
- classe II : Plaquette entre 50 000–100 000
- classe III : Plaquette supérieure à 100 000 [41].

5.3. Hématome rétro placentaire (HRP)

C'est un décollement prématuré du placenta normalement inséré, alors que le fœtus est encore *in utero*.

La lésion anatomique est celle d'un hématome décidual basal développé dans la zone de clivage du placenta et de l'utérus. Après extraction, l'HRP se reconnait à l'examen de la face maternel du placenta, par un caillot arrondi, noirâtre plus ou moins adhérent de dimension variable.

Classiquement elle se manifeste au cours du 3e trimestre de la grossesse ou en cours de travail sans prodromes par une douleur abdominale intense en coup de poignard permanent qui siège au niveau de l'utérus et irradie vers le dos, les lombes et les régions crurales. La douleur est accompagnée par une hémorragie faite de sang noirâtre incoagulable d'abondance variable, qui contraste avec la gravité du choc.

L'examen obstétrical permet de confirmer le diagnostic. Il révèle :

– une hypertonie utérine permanente. L'utérus est dur « comme du bois » et douloureux au palper, pouvant aller jusqu'à l a contracture utérine ;

– une ascension du fond utérin difficile à apprécier. On peut noter cette augmentation rapide lors des examens successifs ;

– à l'auscultation : les bruits du cœur fœtal (BDCF) sont souvent absents ;

– au toucher vaginal : le segment inférieur est dur et tendu en « Sébile de bois ». On dit que l'utérus est dur partout et dur tout le temps. Le col est fermé, rigide, cerclé comme par du fil de fer. La poche des eaux est tendue si elle existe. Le doigtier ramène des caillots de sang noirâtres.

En général, l'examen clinique permet de poser le diagnostic de l'HRP.

Sans expulsion fœtale, les complications peuvent être marquées par :

– un choc hémorragique ;

– l'anémie aiguë mal tolérée ;

– les troubles de la crasse sanguine (CIVD, maladie thromboembolique) ;

– l'hémorragie de la délivrance ;

– la rupture utérine siège le plus souvent dans le segment inférieur : on dit que la femme a accouché dans son ventre [43].

5.4. IRA

Elle se caractérise à la clinique par une oligurie ou une anurie (diurèse < 20 cc/H). Elle témoigne d'une insuffisance rénale dont le mécanisme physiopathologique peut être complexe (atteinte glomérulaire et/ou tubulaire), mais qui traduit le plus souvent une réponse physiologique normale à l'hypovolémie relative de la PE secondaire a une diminution du flux plasmatique glomérulaire [36].

Les œdèmes sont habituellement présents mais non spécifiques. Ils sont plus caractéristiques s'ils sont associés à une bouffissure matinale du visage. On peut avoir certaines formes de PE sans œdèmes « dites sèches ». L'oligurie est fréquente surtout dans les formes graves.

Pendant la grossesse on observe une augmentation physiologique du débit de filtration glomérulaire (DFG) et une abaisse de la créatinémie de 0,4 à 0,5 mg/dl, ce qui peut masquer une altération précoce de la fonction rénale. Les recommandations d'expert de 2008 définissent un seuil pathologique chez la femme enceinte pour une valeur de créatinémie plasmatique supérieure à 10 mg/l. La protéinurie témoigne des lésions glomérulaires. Elle est habituellement modérée de l'ordre de 1 à 2 g/24 h. Cette dernière est un indicateur de mauvais pronostic au long terme.

Chez une parturiente avec une hypertension préexistante, la survenue d'une hyperuricémie supérieure à 350 µmol/l est un élément très évocateur de PE [44]. Le tableau ci-dessous nous donne la classification de l'IRA.

Tableau I : Classification de l'IRA selon les critères KDIGO

Stade	Créatinine plasmatique	Diurèse
1	≥ 26,5 µmol/l ou 1,5 à 1,9 fois la créatinine plasmatique de base	< 0,5 ml/kg/h pendant 6 h à 12h
2	2,0 à 2,9 fois la créatinine plasmatique de base	< 0,5 ml/kg/h pendant ≥ 12h
3	3,0 fois la créatinine plasmatique de base ou créatinine plasmatique ≥ 354µmol/L ou mise en route de l'épuration extra-rénale	< 0,3ml/kg/h pendant ≥ 24h ou anurie pendant ≥ 12h

5.5. CIVD

La CIVD est rarement isolée. Elle est présente chez un tiers des patientes présentant un HELLP syndrome ou bien une complication d'un HRP (dans 40 à 60 %).

Ces critères de définition sont :

- une fibrogènémie inférieure à 300 mg/dl ;
- des PDF (produit de dégradation de la fibrine et du fibrinogène) supérieurs à 40 µg/ml ;
- une thrombopénie sévère inférieure à 100 000 éléments/mm^3 ;

À ces critères peuvent s'associer d'autres anomalies biologiques telles que :

- une diminution du taux de prothrombine de 20–60 % ;
- un allongement du TCA supérieur à 40 secondes ;
- une augmentation des D-dimères supérieure à 10 000 µg/ml ;
- la présence de complexes solubles et une diminution de l'activité antithrombine inférieure à 70 %.

Cliniquement elle se manifeste par des pétéchies, des hématomes spontanés ou provoqués par des traumatismes minimes et des saignements faciles aux points de ponctions [44].

6. COMPLICATIONS FŒTALES ET CONSÉQUENCES SUR LE NOUVEAU-NÉ

6.1. Complication fœtale

6.1.1. Sur le plan clinique

Le placenta joue un rôle déterminant dans la croissance du fœtus. La PE est la résultante d'une dysfonction placentaire et plus précisément d'une hypoxie, qui retentit au niveau fœtal par :

– un retard de croissance intra-utérin (RCIU) ;
– une souffrance fœtale aiguë ou chronique ;
– une mort fœtale *in utero* (MFIU) ;
– une prématurité parfois extrême.

Les pathologies hypertensives, dont la PE, sont l'une des principales causes de prématurité pouvant être spontanée ou provoquée dans le cadre d'un sauvetage maternel. Les pathologies hypertensives sont la première cause de mort fœtale *in utero*. La MFIU survient le plus souvent à la suite d'une complication maternelle (HRP ou éclampsie). Elle peut être également attribuable au RCIU. Cependant, le risque de mortalité en cas de PE existe, mais il a diminué depuis quelques années en raison d'une meilleure surveillance maternelle.

6.1.2. Sur le plan paraclinique

Le RCF ou enregistrement cardiaque fœtal doit être réalisé chez un fœtus vivant (AG > 25–26 SA). C'est l'examen de choix pour diagnostiquer la souffrance fœtale. Il est réalisé chez une patiente en décubitus latéral gauche sur une durée de 30 minutes. L'interprétation est basée sur la recherche :

➢ **Des signes de souffrance fœtale aiguë**
− augmentation relative de la fréquence de base ;
− des décélérations DIP I, II, III.

➢ **Des signes de souffrance fœtale chronique**
− diminution des oscillations ;
− diminution des réactivités ;
− aplatissement du tracé (< 50 oscillations/min) [37].

6.2. Complications néonatales

La PE expose le nouveau-né à des pathologies telles que :
− l'encéphalopathie ;
− la thrombose du sinus veineux ;
− l'accident vasculaire cérébral (AVC) artériel ;
− les complications respiratoires ;
− les modifications hématologiques (thrombopénie, neutropénie…) ;
− l'hypotension artérielle dans les premières heures de vie ;
− et l'entéropathie précoce.

Des séquelles à long terme peuvent être diagnostiquées notamment une paralysie cérébrale ou encore une déficience mentale [45].

7. DIAGNOSTIC DIFFÉRENTIEL

7.1. Diagnostic différentiel de la PES

Deux affections sont particulièrement concernées :

- l'HTA essentielle ou chronique, découverte pendant la grossesse. Elle est diagnostiquée avant le 20e SA. La protéinurie est très inhabituelle et l'uricémie n'est pas augmentée ;
- l'hypertension artérielle gravidique compliquant une affection rénale préexistante : Une néphropathie préalable augmente 20 fois le risque de survenue d'une PE pendant la grossesse. Généralement la protéinurie est constante. On note une ascension de la créatinine et une hématurie microscopique.

Par ailleurs, certaines pathologies peuvent prêter confusion avec la PES et notamment en présence de complication [37].

7.2. Diagnostic différentiel des complications de la PES

7.2.1. Diagnostic différentiel de l'éclampsie

- **La thrombophlébite cérébrale** : Elle est favorisée par l'hypercoagulabilité de la grossesse et survient le plus souvent en péri-partum. Elle peut se manifester par des céphalées, des convulsions, un déficit moteur, des troubles de la conscience et/ou une hypertension intracrânienne.
- **Accident vasculaire cérébral :** Les accidents vasculaires cérébraux doivent être évoqués devant les troubles de la conscience et un déficit

moteur, qu'ils soient hémorragiques ou ischémiques. Les convulsions concernent essentiellement les accidents hémorragiques et sont beaucoup plus rares en cas d'ischémie. Une hypertension artérielle est fréquente en raison de l'élévation de la pression intracrânienne.

- **L'embolie amniotique**
- **La méningo-encéphalite tuberculeuse**
- **La tumeur cérébrale**
- **Épilepsie**
- **Les manifestations hystériques.**

7.3. Diagnostic différentiel du HELLP syndrome

- **Syndrome hémolytique et urémique :** Le SHU est également une micro-angiopathie thrombotique, survenant habituellement durant le post-partum, après une grossesse sans incident. La physiopathologie fait intervenir une agression endothéliale dans un contexte de déficit en facteurs du complément. La symptomatologie associe une insuffisance rénale aiguë au premier plan, le plus souvent sévère, une anémie hémolytique et une thrombopénie. Il existe parfois une hypertension artérielle. L'atteinte hépatique est habituellement absente ou minime, contrairement au HELLP.

- **Stéatose hépatique aiguë gravidique :** La SHAG est une maladie rare du troisième trimestre de la grossesse, mettant rapidement en jeu le pronostic vital maternel et fœtal. L'étiologie la plus probable est celle d'un déficit génétique de la bêta-oxydation des acides gras présents chez le fœtus (homozygote) et chez la mère (hétérozygote). Elle se manifeste le plus souvent par des nausées, des vomissements,

47

une douleur abdominale épigastrique ou de l'hypocondre droit et un syndrome polyuro-polydipsique (particulièrement évocateur). Un ictère ou une encéphalopathie hépatique peuvent également être observés à un stade plus avancé.

- **La cholestase gravidique :** Elle se manifeste par un prurit et une hyperbilirubinémie. La cholestase survient le plus souvent au troisième trimestre de la grossesse, plus rarement au deuxième, et disparaît après l'accouchement. La cytolyse habituellement modérée peut atteindre 10 à 20 fois la normale. Il n'y a ni insuffisance rénale, ni thrombopénie [31].

8. PRISE EN CHARGE

8.1. Principe thérapeutique

Il n'existe pas de traitement curatif de la PE, mise à part, l'extraction du placenta. Chez la mère, l'objectif thérapeutique est de maîtriser les chiffres tensionnels, de prévenir les complications, de les traiter en cas d'échéance et d'améliorer le pronostic maternel. Pour le couple mère-enfant, il s'agit de trouver le meilleur compromis pour faire naître l'enfant dans les meilleures conditions tout en évitant d'engager le pronostic maternel.

8.2. Prise en charge interhospitalier

8.2.1. Les antihypertenseurs

> **Les inhibiteurs calciques**

Ce sont des vasodilatateurs artériels qui agissent au niveau des cellules musculaires lisses des vaisseaux artériels en inhibant l'entrée de calcium. Ils entraînent donc une diminution du taux de calcium intracellulaire, par conséquent, diminuent la contraction et la résistance des artères périphériques [45].

On distingue :

- **Les inhibiteurs calciques dihydropyridines : nicardipine (Loxen®)**
Recommandé en première intention, il reste l'antihypertenseur le mieux toléré dans la PE. Utilisé en IV dans la forme sévère de PE, il possède aussi une action tocolytique. La posologie est de 1–6 mg/h avec possibilité de dose de charge de 1 mg.

- **Les inhibiteurs calciques non dihydropyridines : La nifédipine (Adalate®)** est disponible en comprimé dispersible en sublinguale.

Son admission peut provoquer une hypotension maternelle sévère pouvant être associée à des troubles graves du RCF [46].

> **Les β-bloquants et α-bloquants**

Ils ont longtemps été utilisés comme traitement de première ligne dans l'HTG.

Ils agissent sur le système nerveux sympathique.

Les β-bloquants exercent leurs actions sur les récepteurs β-adrénergique :

- **de type 1 :** En diminuant la fréquence cardiaque, la contractilité et la conduction cardiaque ;
- **de type 2 :** Par une action bronchodilatatrice, vasodilatatrice et tocolytique utérine.

Des effets indésirables chez le nouveau-né tels que : RCIU, une bradycardie, une hypotension artérielle et une hypoglycémie pouvant persister plusieurs jours après la naissance sont à prendre en considération.

Les α-bloquants agissent sur les récepteurs α1 des catécholamines au niveau des cellules musculaires lisses vasculaires dont leur stimulation entraîne une vasoconstriction [45].

- **Labetalol** (Trandate®) : est un bêta bloquant non cardiosélectif doté d'une activité intrinsèque b2-sympathomimétique et d'un pouvoir α1-bloquant très utilisé en cours de grossesse : Il est administré en bolus en intraveineuse lente de 1 mg/kg puis en entretien à la pousse seringue électrique de 0,1 mg/kg/h [46].

> **Les antihypertenseurs d'action centrale**

Les antihypertenseurs d'action centrale agissent sur le système nerveux sympathique sur :

– les récepteurs α-2- adrénergiques

Ils diminuent la libération des catécholamines et réduisent le tonus sympathique périphérique par conséquent diminuent la pression artérielle.

• **La méthyldopa (Aldomet®)**

Il s'agoniste des récepteurs α-2-adrénergiques. Elle est l'antihypertenseur de référence utilisé dans le traitement de l'HTG. Malgré son passage placentaire, elle peut être utilisée sans danger chez la femme enceinte. Elle administré à une dose initiale comprise entre 250 mg et 1 g. La posologie sera augmentée progressivement, sans dépasser 3 g par jour, répartis en plusieurs prises quotidiennes. Il agit en 2 à 3 heures, avec une demi-vie de 10 à 12 heures. Les effets secondaires sont rares. Les plus fréquents incluent une sédation, une sécheresse buccale, une congestion nasale, une hypotension orthostatique et exceptionnellement, un état dépressif.

> **Les autres antihypertenseurs**

Par leur mécanisme d'action et par leurs effets secondaires, ils sont peu recommandés. Il s'agit :

• des Inhibiteurs calciques (IEC) : Contre indiqués du fait de l'inhibition de l'angiotensine II qui est un facteur de croissance fœtale indispensable après 10 SA, pour le développement des os longs et des reins ;

• des agonistes des récepteurs de l'angiotensine II (ARAII) : exposer un risque de mal formation cardiaque si administrés au premier trimestre et de déficience fœtale et néonatale si administrés au 2e et au 3e trimestre ;

- des diurétiques déconseillés dans la PE pour leurs effets hypovolémiques, mais indiqués en revanche dans l'OAP [45].

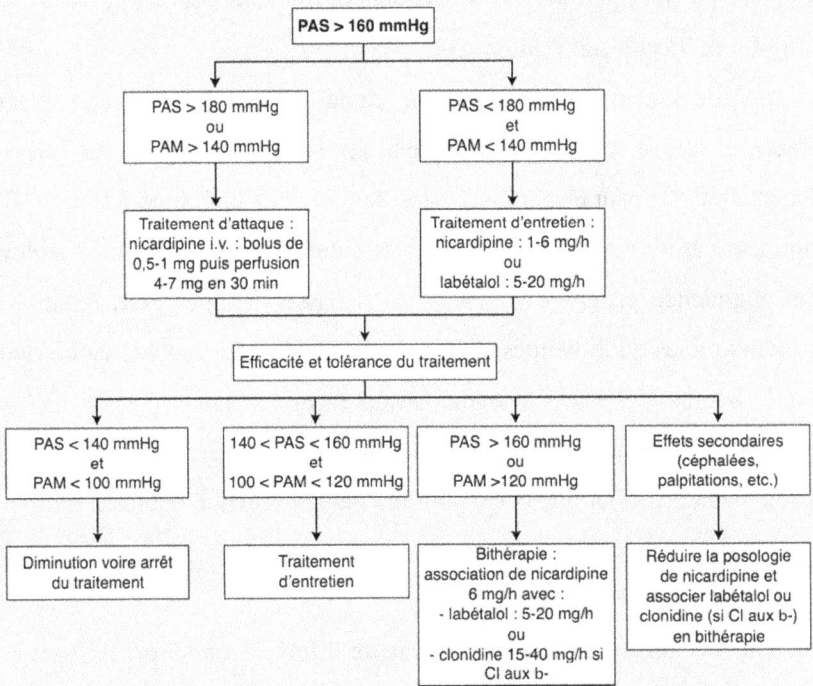

PAS > 160 mmHg

PAS > 180 mmHg
ou
PAM > 140 mmHg

PAS < 180 mmHg
et
PAM < 140 mmHg

Traitement d'attaque :
nicardipine i.v. : bolus de
0,5-1 mg puis perfusion
4-7 mg en 30 min

Traitement d'entretien :
nicardipine : 1-6 mg/h
ou
labétalol : 5-20 mg/h

Efficacité et tolérance du traitement

PAS < 140 mmHg
et
PAM < 100 mmHg

140 < PAS < 160 mmHg
et
100 < PAM < 120 mmHg

PAS > 160 mmHg
ou
PAM >120 mmHg

Effets secondaires
(céphalées,
palpitations, etc.)

Diminution voire arrêt
du traitement

Traitement
d'entretien

Bithérapie :
association de nicardipine
6 mg/h avec :
- labétalol : 5-20 mg/h
ou
- clonidine 15-40 mg/h si
Cl aux b-

Réduire la posologie
de nicardipine et
associer labétalol ou
clonidine (si Cl aux b-)
en bithérapie

Figure 4 : Arbre décisionnel. Prescription du traitement antihypertenseur dans la pré-éclampsie [31].

8.2.2. Les anticonvulsivants

➢ Le sulfate de magnésium

C'est un cation bivalent d'action surtout intracellulaire. Ses effets pharmacologiques sont essentiellement en rapport avec un antagonisme fonctionnel du calcium et une action antagoniste du récepteur N-méthyl-D-aspartate (NMDA). Il exerce une double action thérapeutique sur la PE :

- prévient les accidents maternels graves en rapport avec l'hypertension artérielle ;
- prévient la survenue des récurrences des crises convulsives pour la PE compliquée d'éclampsie.

✚ Protocole Zuspan

Le protocole consiste à administrer :

- une dose de charge intraveineuse de 4 g de $MgSO^4$ en 20 minutes ;
- puis, une perfusion continue de 1 g/h pendant 24 heures après la dernière crise ;
- en cas de récidive, une dose additionnelle de 1,5 à 2 g est possible.

La toxicité du magnésium est dose dépendante. Le taux de $MgSO^4$ plasmatique doit être immédiatement contrôlé en cas de suspicion clinique de surdosage.

On peut observer une abolition des réflexes ostéo-tendineux pour un taux de magnésium autour de 5 mmol/l, une dépression respiratoire à 6 mmol/l et un arrêt cardio-respiratoire au-delà de 12 mmol/l. Toutefois, les signes peuvent apparaître à des doses plus faibles de l'ordre de 4 mmol/l, ce qui fait la complexité à corréler le taux plasmatique de Mg^{++} et la gravité des signes cliniques de toxicité.

L'élimination du magnésium se fait par voie rénale, de ce fait la diurèse devient un élément clé de surveillance et doit tourner autour de 30 ml/h.

En cas d'intoxication, le gluconate de calcium reste l'antidote le plus approprié et doit être immédiatement administré :

- gluconate de calcium 10 % 10–20 ml en intraveineuse ;
- furosémide en association avec le gluconate de calcium, augmente l'excrétion rénale du Magnésium si la fonction rénale est correcte ;
- hémodialyse dans l'hypermagnésemie sévère si altération de la fonction rénale.

L'association de $MgSO^4$ à un traitement antihypertenseur est la meilleure alternative actuelle pour remplir ce double cahier des charges [31].

➢ **Les benzodiazépines**

Utilisées souvent en cas d'échec du traitement de première intention avec le Sulfate de magnésium, leur effet secondaire le plus redouté reste la dépression respiratoire.

L'administration au long cours pendant la grossesse peut entraîner chez le nouveau-né une intoxication de sévérité et de durée variable jusqu'à 15 jours avec des manifestations comme une dépression respiratoire, des troubles de la thermorégulation, des difficultés de la succion et une hypotonie.

- **clonazépam :** dose de charge 2 mg puis 0,5 mg/kg/h en dose d'entretien ;
- **diazépam :** dose de charge 10 mg puis 0,25 mg/kg/h en dose d'entretien.

➢ **Phénytoine**

La dose de charge est de 15 mg/kg. Elle sera suivie d'une dose d'entretien de 600 mg/12 h pendant 48 heures.

Ses effets secondaires sont l'irritation locale, les troubles du rythme et une dépression respiratoire.

8.2.3. Traitement Adjuvant

➢ **Corticothérapie**

Au cours de la PE, la corticothérapie devient systématique en anténatale entre 24 SA et 34 SA. Elle a pour objectif de diminuer la mortalité et la morbidité du nouveau-né. Elle agit principalement dans la maturation pulmonaire fœtale, mais également sur la maturation des autres organes tels que : le foie, les intestins, la peau, les reins, le cerveau et le système cardiovasculaire.

Les deux ayant une efficacité dans ces indications sont la dexaméthasone et la bétaméthasone. Cette dernière est plus recommandée en raison des risques neurologiques fœtaux avec la dexaméthasone.

Le protocole :

- – une injection intramusculaire de 12 mg de bêtaméthasone (Célestène® Chronodose) à renouveler dans 24 heures ;
- – en cas de thrombopénie ou de trouble de la coagulation, passer à la Célestène® classique, à la même posologie par voie intraveineuse [45].

8.3. Prise en charge des complications

Le traitement curatif efficace reste l'extraction du fœtus accompagnée de la délivrance placentaire. À partir de 34 SA, une naissance immédiate doit être envisagée. Avant le terme, la stratégie vise à gagner quelques jours de plus en vue de faire gagner au fœtus en maturité.

Avant 34 SA l'extraction devient systématique devant les complications à savoir :

- Anomalie du rythme cardiaque fœtal ;
- HTA non contrôlée ;
- HRP ;
- CIVD ;
- Hématome sous-capsulaire du foie ;
- Infarctus hépatique ;
- Thrombopénie sévère inférieure à 50 000/mm^3 [41].

➢ **Prise en charge de l'éclampsie**

L'éclampsie est une urgence vitale. La prise en charge doit être assurée dans une maternité de niveaux 2 ou 3 selon l'âge gestationnel. Devant une crise d'éclampsie, l'attitude pratique de la prise en charge d'une femme éclamptique peut être schématisée en trois étapes (Tableau 3) :

A. Prise en charge de la mère pendant la crise :

- maintenir à tout prix une bonne oxygénation ;
- libérer les voies aériennes supérieures ;
- surveiller la SpO$_2$ et envisager l'assistance respiratoire (intubation) en cas d'hypoxie ou de retard de réveil après une crise d'une durée supérieure ou égale à 5 minutes ;
- mettre en position latérale de sécurité ;
- éviter les morsures de langue et les autres lésions dues aux convulsions ;
- administrer du MgSO^4 à la dose de charge de 4 g en 20 minutes.

B. Prévenir la récidive des crises (10 % des cas) :

– perfuser en continu à la dose de 1 g/h du $MgSO^4$ pendant 24 heures après la dernière crise.

C. Corriger l'HTA sévère sans induire d'hypotension en insistant sur la nécessité de contrôler la pression artérielle systolique qui semble la mieux corrélée aux complications neurologiques graves de la PE [31].

➢ HELLP syndrome

La prise charge du HELLP syndrome doit systématiquement se faire dans un centre hospitalier disposant d'un service de réanimation maternelle et néonatale ou soit une maternité de niveau 3.

Un traitement antihypertenseur est nécessaire en cas d'hypertension artérielle sévère (pression systolique supérieure ou égale à 160 mmHg et/ou pression diastolique supérieure ou égale à 110 mmHg) de manière à prévenir les risques potentiels des à-coups hypertensifs. Les objectifs tensionnels à atteindre sont des chiffres systoliques compris entre 140 et 155 mmHg et des chiffres diastoliques compris entre 90 et 105 mmHg, de manière à ne pas provoquer une chute du débit utéroplacentaire délétère pour le fœtus.

Les vasodilatateurs périphériques sont utilisés préférentiellement. Il s'agit inhibiteurs calciques type nicardipine (Loxen®) ou α-β-bloquants type labétalol (Trandate®).

La corticothérapie anténatale est également pratiquée en cas de HELLP syndrome. Il semblerait que cette thérapeutique puisse avoir un impact plus important non seulement dans la maturation pulmonaire fœtale mais aussi dans la forme sévère du HELLP (plaquettes < 50 000mm^3). L'intérêt principal pourrait être l'amélioration des paramètres biologiques et notamment de la numération plaquettaire, dans un délai de 24 à 48 heures afin de rendre possible un accouchement non hémorragique par voie basse ou une possibilité à l'anesthésie locorégionale si césarienne envisagée.

Sibaï recommande d'instaurer systématiquement un traitement par sulfate de magnésium en prévention de la crise d'éclampsie en raison de la prévalence élevée de cette complication en cas de HELLP syndrome de l'ordre de 10 %, surtout devant des signes évocateurs tels que l'hyperréflectivité ostéo-tendineuse, les céphalées et les troubles visuels. Il faudra poursuivre le traitement pendant au moins 24 heures après l'accouchement.

La transfusion de plaquettes n'est indiquée qu'en cas de syndrome hémorragique significatif et de thrombopénie sévère (< 50 000/mm^3). Toute transfusion répétée est illusoire en raison du processus de consommation plaquettaire, voire dangereuse en raison du risque thrombotique.

Les concentrés plaquettaires sont administrés au moment de l'accouchement, en général pendant une césarienne sous anesthésie générale, de manière à réduire le risque hémorragique opératoire. Les culots globulaires sont indiqués en cas d'anémie sévère ou mal tolérée liée à l'hémolyse ou une hémorragie.

Le HELLP syndrome n'est pas une indication systématique de césarienne. Le mode d'accouchement dépend du terme de la grossesse et du bien-être fœtal. Toutefois le taux de césarienne tourne autour de 70 %. En l'absence d'indication d'urgence fœto-maternelle, une épreuve de travail peut être envisagée lorsque le terme dépasse 30 SA et que le col soit favorable. À l'inverse une césarienne doit être préférée lorsqu'il existe un RCIU, une oligoamniose sévère ou un col non coopérant. Après l'accouchement, il est impératif de continuer la surveillance biologique de manière rapprochée, l'évolution des paramètres biologiques étant variable et rapide pendant au moins les 48 premières heures [41].

> **HRP :**

Le traitement vise tout d'abord à compenser les pertes par un remplissage vasculaire :

- de ringer lactate ;
- de sérum salé isotonique ;
- et/ou de colloïdes.

Le remplissage doit être basé sur l'importance du choc plutôt que sur l'hémorragie extériorisée. Il faut administrer précocement l'acide tranexamique. L'utilisation de la noradrénaline doit être précoce. Le traitement dynamique est fonction du degré d'évolution. Jusqu'au grade 3A de SHEER, la correction de l'anémie se fait par des transfusions de culot globulaire, plus ou moins de plasma frais congelé. Il faut relancer la fonction rénale secondairement en faisant appel aux diurétiques de l'anse.

À partir du grade 3B les troubles de la coagulation se corrigent préférentiellement avec les produits sanguins labiles spécifiques tels que : le plasma frais congelé mais surtout les concentrés plaquettaires.

L'amniotomie doit être réalisée précocement sauf en cas d'un fœtus de faible poids et/ou en position transverse. Les utérotoniques en intraveineuse lente sont aussi utilisés dans le but de réduire l'hypertonie utérine. Le délai admis pour l'évacuation utérine ne doit pas dépasser 4 heures jusqu'à 12 heures pour certains. Ce délai est à corréler avec l'état hémodynamique et le bilan d'hémostase maternel.

Si mort fœtale : l'accouchement par voie basse est préféré.

Si fœtus vivant : la césarienne est pratiquée dans la majorité des cas.

La période du post-partum est marquée par une élévation du risque infectieux et thromboembolique. La prévention de la maladie thromboembolique fait recourt actuellement aux héparines de bas poids moléculaire (l'enoxaparine apparaît comme la plus accessible et la plus maniable dans notre contexte) et l'antibioprophylaxie fait recours à la céfuroxime pendant 48 heures [43].

➢ CIVD

Le traitement de la CIVD vise à rétablir le potentiel coagulant et à stopper le processus hémorragique par l'ablation du placenta.

La capacité de coagulation exige un taux d'au moins 1 g/l. Deux méthodes thérapeutiques sont utilisées pour rétablir le capital de fibrinogène plasmatique :

- la supplémentation en fibrinogène (0,05–0,1 g/kg) ;
- le blocage de la fibrinogènolyse : **aprotinine** 250 000–1 000 000 UI.

En cas d'hémorragie persistante, on peut avoir recours à une supplémentation en facteurs V par une transfusion de plasma frais congelé. Les culots globulaires sont aussi utilisés en cas de thrombopénie associée.

➢ IRA :

Le traitement de première intention se base sur un bon remplissage par du sérum salé isotonique (en moyenne, un volume de 2,5 l). Ce remplissage doit être accompagné d'une surveillance vigilante de la PA, la SpO$_2$, la diurèse et les signes d'OAP. L'évolution est jugée favorable devant une reprise de la diurèse.

En cas d'une reprise lente, la diurèse peut être boostée par l'administration de furosémide à la dose de 20 mg en intraveineuse.

Selon un consensus professionnel : Il est recommandé :

- de rechercher, dès le premier examen prénatal, des maladies rénales par l'emploi des bandelettes urinaires. En cas de positivité des bandelettes, il faut évaluer la protéinurie (seuil : 300 mg/j) et le sédiment urinaire (seuil : 10 hématies/mm^3) ;
- d'évaluer la fonction rénale en cas de signes évocateurs de néphropathie (antécédents, HTA précoce, syndrome urinaire...) en se souvenant que, dès le milieu de la grossesse, une créatinémie > 90 mmol/l est pathologique et que la formule de Cockcroft est inapplicable ;
- d'avoir un avis spécialisé devant la découverte de signes de néphropathie, quel que soit le terme, afin d'instituer une prise en charge conjointe (obstétricien, néphrologue, anesthésiste-réanimateur) de la grossesse, permettant, entre autres, d'informer la patiente sur les risques personnels et fœtaux, de discuter de l'indication des diurétiques et d'envisager une terminaison de la grossesse en cas d'aggravation rapide de l'insuffisance rénale ou de syndrome hémolytique urémique (SHU) [47].

8.4. Critères d'interruption de la grossesse

Plusieurs études se sont intéressées aux complications maternelles et fœtales de la pré-éclampsie sévère. Le seul traitement curatif demeure à ce jour, l'arrêt de la grossesse et la délivrance du placenta. Cette attitude est logique à un terme ≥ 34 SA où le risque périnatal devient négligeable par rapport au risque de complications maternelles. En revanche, avant ce terme, la mortalité et la morbidité fœtale demeurent élevées.

Avant la 34e SA, l'accouchement doit être proposé après stabilisation de la patiente. L'extraction est indiquée en première intention et quel que soit l'âge gestationnel en présence de signes péjoratifs mettant en jeu le pronostic materno-fœtal notamment la dégradation rapide de l'état maternel au cours de la surveillance.

➢ Signes maternels :

– Une HTA résistante à une bi- thérapie intraveineuse bien conduite.

– Une oligurie sévère (< 400 cc/24 h) malgré une réanimation bien conduite : l'association d'un remplissage avec un traitement diurétique et vasodilatateur.

– Des transaminases > 2 fois la normale et associées à une douleur en barre épigastrique.

– En cas d'OAP.

– Une micro-angiopathie évolutive aboutissant une thrombopénie ≤ 100 000/mm^3 ou présence d'une hémolyse manifeste.

– Une persistance de douleurs abdominales ou de vomissements.

– Des prodromes d'éclampsie.

– Une hyponatrémie ≤ 130 mmol/l.

– Un hématome sous-capsulaire du foie.

– Une HRP.

➢ Signes fœtaux :

– RCF pathologique.

– RCIU sévère.

– Oligoamniose sévère.

– Diastole nulle ou inversée entre 30 et 34 SA [48].

9. PRÉVENTION

9.1. Prévention primaire

La démarche préventive à ce niveau consiste à lutter contre les facteurs de risque de PE (antécédent de PE, obésité, HTA chronique, insulino-résistance, maladie rénale, SAPL, stress). Il s'agit de faire une recherche rigoureuse et un dépistage policier des facteurs de risque détectables. Certaines résolutions telles que la perte de poids avant la grossesse, la diminution autant que possible de la charge professionnelle doivent être mise en place [49].

9.2. Prévention secondaire

Le traitement doit être instauré précocement (avant que les lésions placentaires irréversibles ne se constituent) pour avoir une action anti-thrombotique, voire peut être anti-inflammatoire et rétablir la balance entre les prostacyclines et le thromboxane.

➢ **L'acide acétylsalicylique (Aspirine®) :** à faible dose il a une efficacité remarquable dans la prévention de la PE, avec une diminution du risque d'environ 10 %. Le traitement doit être débuté entre 12 et 14 SA a une posologie comprise entre 75 et 160 mg/j. Ce traitement doit être rapidement introduit surtout dans le cadre d'une grossesse à haut risque. Il est indiqué devant :
   – antécédent de PE sévère précoce ;
   – antécédent de retard de croissance *in utero* (RCIU) ;

– antécédent de mort fœtal *in utero* (MFIU) dans un contexte vasculaire ou d'IRC [49].

➢ **Le sulfate de magnésium :** en prophylaxie, il est indiqué en cas de PE modérée ou sévère, pour prévenir la crise d'éclampsie. Cependant, en France, il n'est utilisé qu'en cas de PE sévère avec apparition de signes neurologiques persistants : céphalées rebelles, troubles visuels et ROT polycinétiques, prodromes de la crise d'éclampsie [45].

9.3. Prévention tertiaire

Elle consiste à une prise en charge symptomatique de la PE et à la prévention ainsi qu'au traitement des complications.

DEUXIÈME PARTIE : NOTRE ÉTUDE

1. CADRE D'ÉTUDE

1.1. Présentation de la région de Ziguinchor

La région de Ziguinchor se situe à 12°33' de latitude Nord, 16°16 de longitude ouest, déclinaison magnétique 13°05 et 19,30 m d'altitude au sud-ouest du pays dans la zone sud guinéenne. Elle couvre une superficie de 7 339 km², soit 3,73 % du territoire national. C'est une région chaude et humide qui peut recevoir en moyenne 1 200 mm de pluie par an.

Elle est limitée à l'est par la région de Sédhiou, à l'ouest par l'Océan Atlantique sur 86 km de côte, au nord par la République de Gambie et au sud par la République de Guinée-Bissau. Il y a 3 zones :

- la zone Nord correspond à une partie du département de Bignona : c'est la zone la moins arrosée avec un climat soudano-guinéen. Il y a des sols ferrugineux et ferralitiques sur lesquels pousse la savane boisée ;
- la zone Ouest qui regroupe une autre partie du département de Bignona et tout le département d'Oussouye est bien arrosée et les sols hydromorphes rencontrés favorisent une végétation de mangrove.

La zone Sud-Ouest, qui correspond au département de Ziguinchor, connaît des précipitations très abondantes. Il y a une forêt avec des espèces très variées, des fromagers et une multitude d'arbres fruitiers. Le climat de type tropical et sub-guinéen se caractérise par une longue saison sèche du mois d'octobre à celui de mai et un hivernage sur quatre mois et demi.

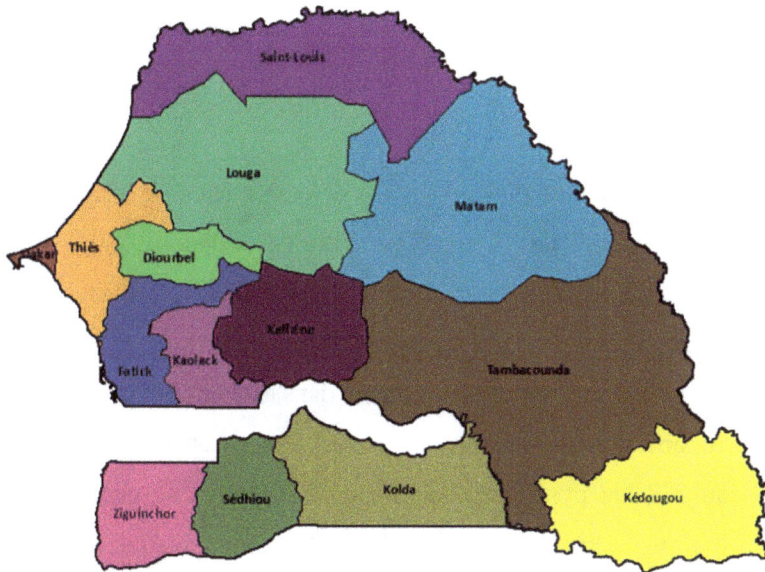

Figure 5 : Sénégal, carte administrative montrant toutes les régions [50]

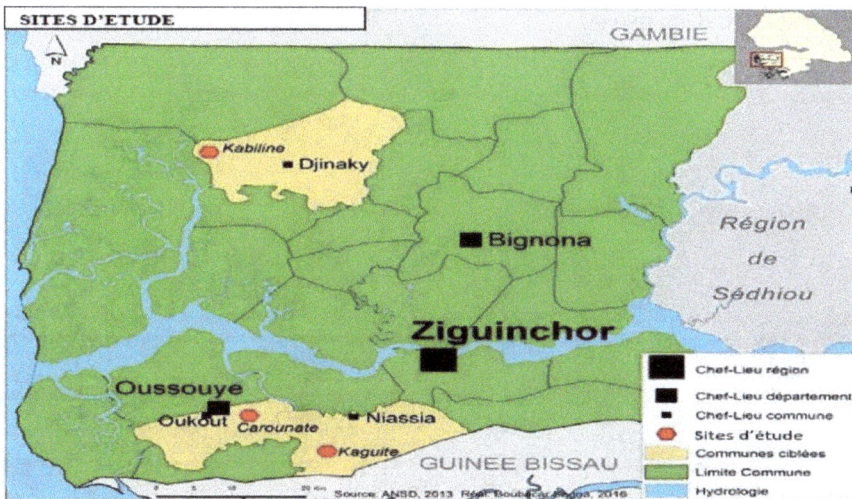

Figure 6 : Cartographie de la région de Ziguinchor[51]

1.1.1. Présentation de la structure (l'hôpital de la Paix de Ziguinchor)

Ce travail a été effectué dans le service de réanimation de l'Hôpital de la Paix de Ziguinchor. Cet hôpital est l'un des hôpitaux publics de la République du Sénégal situé dans la région naturelle de Casamance. Il s'agit du deuxième hôpital de Ziguinchor qui est créé en 1998 et inauguré en février 2015. L'hôpital de la Paix se trouve dans le quartier Kadior. Il s'étend sur une superficie de 40 000 m² (4 hectares). Établissement public de santé de niveau 2 de la pyramide sanitaire du Sénégal, il se compose d'une administration générale, d'un service d'anesthésie-réanimation, d'un service d'accueil des urgences, de services de médecine et spécialités, de services de chirurgie et spécialités, d'un service de maintenance, d'un laboratoire d'analyses médicales, d'une pharmacie hospitalière (IB), d'une morgue et d'un service d'imagerie.

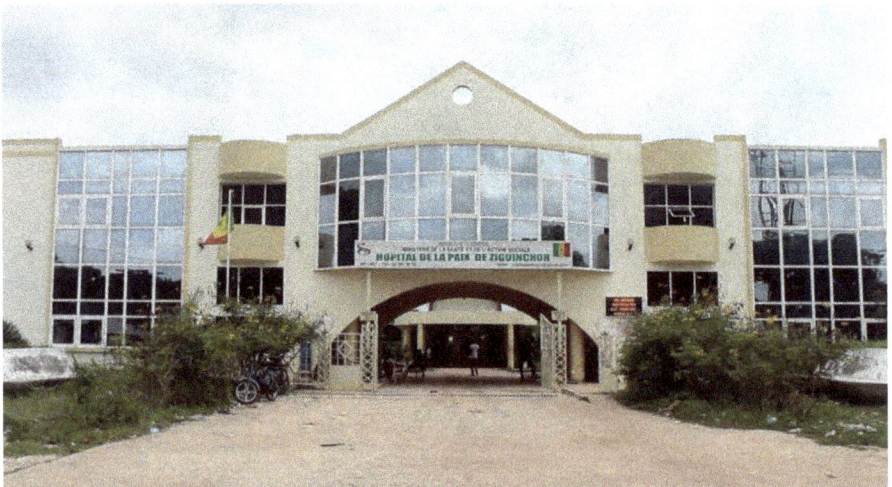

Figure 7 : Entrée principale de l'HPZ

1.1.2. Présentation du service de réanimation

C'est une unité de réanimation polyvalente (médicale et chirurgicale).
Le service compte en son sein :

- ✓ 02 bureaux : 01 bureau pour le chef de service et 01 bureau pour la surveillante du service ;
- ✓ 01 salle de garde (surveillance des patients) ;
- ✓ 02 salles d'hospitalisation contenant au total 06 lits : 01 salle de 04 lits et 01 salle de 02 lits.

1.1.3. Les équipements du service

Le service de réanimation dispose de :

- ✓ 06 moniteurs multiparamétriques (TA, FR, SpO_2, FC, température, ECG) pour la surveillance de l'activité cardiaque et des paramètres hémodynamiques ;
- ✓ 06 seringues auto-pousseuses à double piste ;
- ✓ 03 trousses à intubation ;
- ✓ 06 aspirateurs fonctionnels ;
- ✓ 08 respirateurs, dont 04 fonctionnels ;
- ✓ 02 respirateurs de transport ;
- ✓ 03 glucomètres ;
- ✓ 06 barboteurs à oxygène ;
- ✓ 01 brancard ;
- ✓ 01 défibrillateur ;
- ✓ 02 réfrigérateurs pour conservation des médicaments et produits sanguins ;

✓ 02 fauteuils roulants de transport.

1.1.4. L'équipe de soins

Le service de réanimation est constitué du personnel suivant :

✓ le chef du service de réanimation polyvalente qui est Maître de Conférences agrégé en anesthésie-réanimation ;

✓ 02 praticiens hospitaliers anesthésistes-réanimateurs ;

✓ 01 médecin anesthésiste-réanimateur stagiaire;

✓ la surveillante du service, qui est une technicienne supérieure en anesthésie-réanimation ;

✓ 09 infirmiers diplômés d'État ;

✓ 04 assistants-infirmiers ;

✓ 01 aide-soignante.

2. MÉTHODOLOGIE

2.1. Type et période d'étude

Il s'agit d'une étude rétrospective et descriptive portant sur la prise en charge de la PES au centre hospitalier de la paix de Ziguinchor, effectuée sur une période de 24 mois, entre le 1er janvier 2022 et le 31 décembre 2023.

2.2. Critères d'inclusion

Nous avons inclus toute femme admise au service de réanimation en période per- ou post-partum ayant présenté :

- ✓ une HTA sévère avec une PAS ≥ 160 mmHg et/ou une PAD ≥ 110 mmHg
- ✓ ou HTAG avec un ou plusieurs des signes suivants :
  - une protéinurie > 3 g/24 h ;
  - une créatinémie ≥ 90 µmol/l ;
  - une oligurie ≤ 500 ml/24 h ou ≤ 25 ml/h ;
  - une thrombopénie < 100 000/mm^3 ;
  - une cytolyse hépatique avec ASAT/ALAT > 2 fois la normale ;
  - une douleur abdominale épigastrique et/ou une douleur de l'hypochondre droit « en barre » persistante ou intense ;
  - une douleur thoracique, une dyspnée, un œdème aigu du poumon ;
  - des signes neurologiques : convulsion, céphalées rebelles au traitement, troubles visuels ou auditifs persistants, réflexes ostéo-tendineux vifs, diffusés et polycinétiques.

71

2.3. Critères de non-inclusion

Les patientes dont les dossiers sont incomplets n'ont pas été incluses.

2.4. Collecte et traitement des données

Les informations ont été saisies sur la base d'une fiche d'enquête établie sur Google Forms. Les données ont été recueillies à partir des registres et des dossiers médicaux des malades hospitalisées à la réanimation. La base de données a ensuite été analysée sur Sphinx 2 plus version 5 qui nous a permis de calculer les moyennes et les fréquences.

2.5. Variables étudiées

Les variables étudiées sont :
- les caractéristiques sociodémographiques ;
- les antécédents de la patiente ;
- les arguments du diagnostic de la pré-éclampsie sévère ;
- les complications observées pendant la pré-éclampsie ;
- les aspects thérapeutiques et évolutifs.

2.6. Définitions opérationnelles

➢ Géstité : le nombre de grossesses ;
- Primigestes : 1 grossesse ;
- Paucigeste : 2 à 3 grossesses ;
- Multigeste : 4 à 5 grossesses ;

- Grandes multigeste : ≥ 6 grossesses ;
- Parité : le nombre d'accouchements ;
- Primipare : 1 accouchement ;
- Paucipare : 2 à 3 accouchements.

2.7. Aspects éthiques

Cette étude a été réalisée avec l'accord du comité d'éthique locale de l'hôpital de la Paix, ainsi que celui des ayants droit des patients. Les informations recueillies restent confidentielles.

3. RÉSULTAT

3.1. Fréquence

Durant la période d'étude, nous avons colligé au service de réanimation de l'hôpital de la paix de Ziguinchor 120 cas de PES sur un total de 624 patients hospitalisés dans le service soit une fréquence de 19,87 %. Parmi eux 65 dossiers répondaient aux critères prérequis dans l'étude.

3.2. État civil

3.2.1. L'âge

L'âge moyen des patientes était de 26,8 ans avec des extrêmes de 14 et 47 ans. La tranche d'âge 20–35 ans était la plus représentée dans 66,2 %, comme illustré sur la figure ci-dessous.

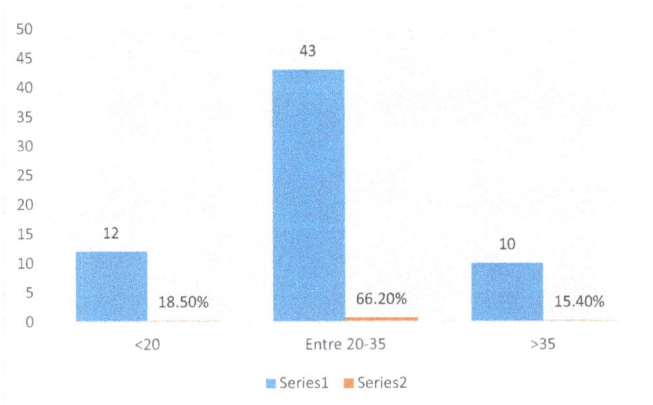

Figure 8 : Répartition des patientes selon l'âge

3.2.2. Prévenance des malades

L'affluence des patientes est dominée par celle de la région de Ziguinchor avec une fréquence cumulée de 77 % répartie en 52,40 % pour le département de Ziguinchor, 27,70 % pour le département de Bignona et faiblement représentée à 3,10 % pour le département d'Oussouye. On retrouve également un échantillon provenant des régions environnantes à savoir à Sédhiou 9 % et des pays voisins tels que la Guinée-Bissau et la Gambie.

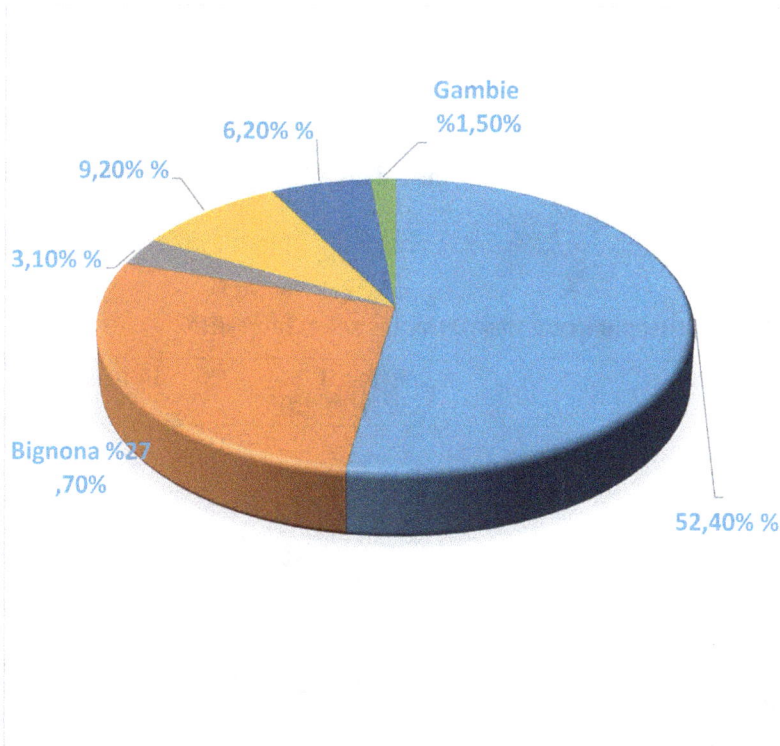

Figure 9 : Répartition des patientes en fonction de leur provenance

3.3. Antécédents

3.3.1. Antécédents médicaux

Dans notre série, nous avons noté deux cas d'HTA chronique associée à la grossesse, soit 3,1 %, et un cas de diabète gestationnel associé, représentant 1,5 %.

Nous n'avons pas eu de notion rapportée de PE ou d'éclampsies antérieures chez les patientes. Presque la totalité, soit 95,4 %, des patientes n'avaient pas d'antécédents.

3.3.2. La gestité

La gestité moyenne était de 2 avec des valeurs extrêmes de 1 et 6. Les primigestes étaient les plus fréquentes dans 50 % comme l'illustre le tableau ci-dessous.

Tableau II : Répartition des patientes selon la gestité

Gestité	Effectif	Pourcentage (%)
Primigeste	21	50
Paucigeste	8	19
Multigeste	13	31

3.3.3. La parité

La parité moyenne était de 1,8 avec les extrêmes de 1 et 5. Les primipares étaient retrouvées dans 54,8 % comme le montre le tableau suivant.

Tableau III : Répartition des patientes selon la parité

Parité	Effectif	Pourcentage (%)
Primipare	23	54,80
Paucipare	10	21,40
Multipare	9	23,80

3.4.   Suivi de la grossesse

Certaines informations telles que le nombre de CPN, le nombre d'échographies réalisées, le VAT, les bilans prénatals (sérologie TORSCH) ont été peu renseignées dans les dossiers de la réanimation. Notre étude a été majoritairement représentée par des grossesses monofœtales avec un effectif de 64 patientes soit 98,50 % des cas.

3.4.1. Le terme de la grossesse

Le terme a été précisé chez 36,9 %. L'âge gestationnel moyen était de 34,13 SA avec une médiane autour de 32,5 et des extrêmes de 24 et 42 SA.

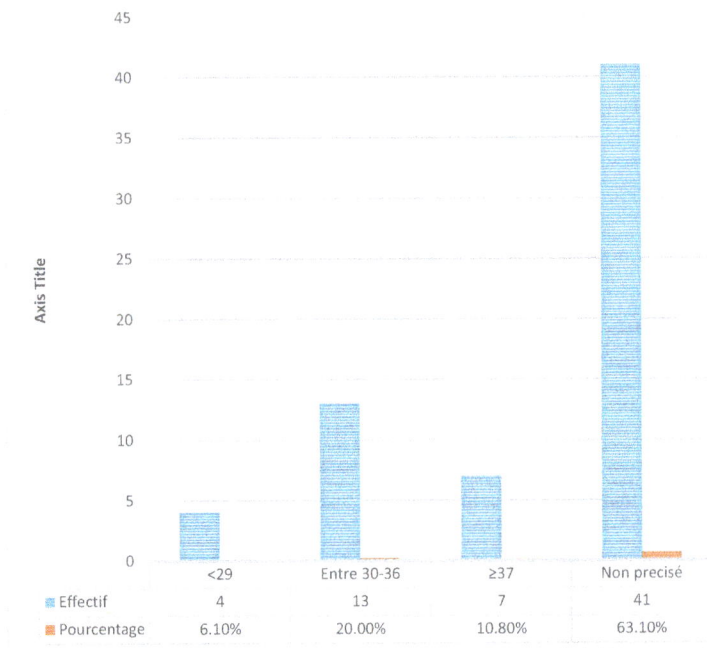

	<29	Entre 30-36	≥37	Non precisé
■ Effectif	4	13	7	41
■ Pourcentage	6.10%	20.00%	10.80%	63.10%

Figure 10 : Répartition des patientes selon l'âge gestationnel

3.4.2. Période d'apparition de la PE

Sur 65 parturientes, 40 ont développé la PES en période pré-partum soit 61,50 % contre 38,5 % en post-partum comme l'illustre le tableau suivant.

Tableau IV : Répartition des patientes selon la période d'apparition de la PES

Période d'apparition	Effectif	Pourcentage (%)
PES pré-partum	40	61,50
PES post-partum	25	38,50

3.5. Évaluation clinique

3.5.1. Signes généraux

1.5.1.1 Les constantes

– La pression artérielle

La PAS moyenne était de 172,95 mmHg avec une médiane à 170 et des extrêmes de 144 et 238 mmHg. La PAD moyenne était de 118 mmHg avec une médiane à 111 mmHg et des extrêmes de 90 et 156 mmHg. Le tableau ci-après représente la répartition des patientes en fonction de la pression artérielle.

Tableau V : Répartition des patientes en fonction de la pression artérielle

Pression artérielle (mmHg)	Effectif	Pourcentage (%)
PAS		
Moins de 160	9	13,80
Entre 160–199	52	80
≥ 200	4	6,20
PAD		
Moins de 110	5	7,70
Entre 110–119	30	46,10
≥ 120	30	46,10

– La glycémie capillaire était élevée chez plus du tiers, soit 33,9 %, des patientes avec des extrêmes de 0,59 et 5,3 g/dl.
– La diurèse moyenne était de 1170,77 ml avec des extrêmes de 300 et 2 000 ml. La fonction rénale était altérée chez 9,2 % des patientes.
– Une fièvre était retrouvée chez 4 patientes, soit 6,1 %.
– La saturation moyenne en oxygène était de 98 % avec une médiane à 99. Toutefois, une hypoxie a été retrouvée chez 3 patientes, soit 4,5 %, avec des extrêmes de 36 et 100 %.
– La protéinurie était positive chez toutes les patientes.

3.5.1.2 Les œdèmes

Les œdèmes des membres inférieurs étaient présents chez 58,5 % des patientes.

3.5.2. Signes fonctionnels

Les signes fonctionnels étaient relevés chez 93,8 % des patientes et étaient dominés par les signes neurosensoriels, tel illustré dans le tableau suivant.

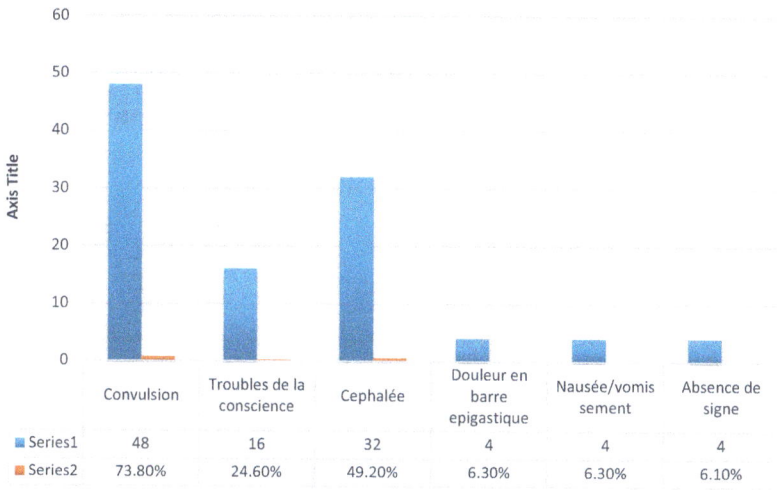

	Convulsion	Troubles de la conscience	Cephalée	Douleur en barre epigastique	Nausée/vomis sement	Absence de signe
■ Series1	48	16	32	4	4	4
■ Series2	73.80%	24.60%	49.20%	6.30%	6.30%	6.10%

Figure 11 : Répartition des patientes en fonction des signes fonctionnels.

3.5.3. Données paracliniques

3.5.3.1. Numération formule sanguine

– **L'hémoglobine :** elle est réalisée chez 90 % des patientes.

Le taux d'hémoglobine moyen était de 11,71 g/dl avec des extrêmes de 4 et 17 g/dl. Une anémie a été retrouvée chez 44,1 % des patientes comme illustré sur le tableau ci-après.

Tableau VI : Répartition de patientes selon le taux d'hémoglobine

Hémoglobine	Effectif	Pourcentage (%)
< 7	2	3,40
7–11	14	23,80
> 11	43	55,90

– **Taux des plaquettes :** une thrombopénie a été retrouvée chez 20,3 % des patientes avec des extrêmes de 5 000 et 536 000 éléments/mm^3, comme rapporté dans le tableau ci-après.

Tableau VII : Répartition des patientes selon le nombre de plaquettes

Plaquettes	Effectif	Pourcentage (%)
< 50 000	2	3,40
Entre 50 000 et 100 000	10	16,90
> 100 000	47	79,70

– **Les globules blancs :** une hyperleucocytose a été retrouvée chez 64,5 % des patientes.

3.5.3.2. La protéinurie

La protéinurie était positive chez toutes les patientes.

3.5.3.3. Les transaminases

Une cytolyse a été retrouvée chez 48,8 % des patientes avec des transaminases supérieures à 2 fois la normale.

Tableau VIII : Répartition des patientes selon la valeur des transaminases

Transaminases	Nombre	Pourcentage (%)
ASAT		
< 2N	21	51,20
> 2N	20	48,80
ALAT		
< 2N	18	43,80
> 2N	23	53,20

3.5.4. Complications

Des complications associées à la PES ont été retrouvées chez 87 % des patientes, dont 12 % d'entre elles ont présenté plusieurs complications associées.

L'éclampsie était la plus fréquente dans 70,8 % des cas, suivie par le HELLP Syndrome comme l'illustre le tableau ci-dessous.

Tableau IX : Représentation des patientes selon les complications

Complications	Effectif	Pourcentage (%)
Éclampsie	46	70,80
HELLP Syndrome	20	30,80
HRP	5	7,70
IRA	10	15,40
OAP	1	1,53
Aucune complication	8	12,30

3.6. Données thérapeutiques

3.6.1. Prise en charge médicale

– Le sulfate de magnésium a été utilisé chez 84,4 % des cas. Il a été administré selon le protocole Zuspan en raison de 4 g en dose de charge par voie intraveineuse, puis 1 g par heure pendant 24 heures après la dernière crise.

- Les antihypertenseurs avec comme principale molécule, les inhibiteurs calciques, ont été utilisés chez 63,1 % des cas par voie intraveineuse contre 36,9 % en per os.

D'autres médicaments tels que les antibiotiques et les antalgiques ont été administrés chez la plupart des malades, tel illustré dans le tableau suivant.

Tableau X : Répartition des patientes selon le traitement reçu en réanimation.

Traitement médical	Effectif	Pourcentage (%)
Sulfate de magnésium	54	63,10
Nicardipine	65	100
Antalgique	65	100
Céfazoline	61	93,80
Diurétique	1	1,53
Transfusion sanguine	9	10,00
Ventilation mécanique	3	6

3.6.2. Prise en charge obstétricale

La totalité des patientes dans notre étude ont été admises en réanimation en période post-partum. L'accouchement par césarienne a été fait chez 75,4 % des patientes.

Tableau XI : Répartition des patientes selon le mode d'accouchement.

Mode d'accouchement	Effectif	Pourcentage (%)
Voie basse	16	24,60
Césarienne	49	75,40

3.7. Évolution-pronostic

3.7.1. Le séjour en réanimation

La durée d'hospitalisation moyenne était de 3,28 jours avec des extrêmes de 1 et 24 jours. La majorité des patientes, soit 81,5 %, n'avaient pas dépassé 5 jours en hospitalisation.

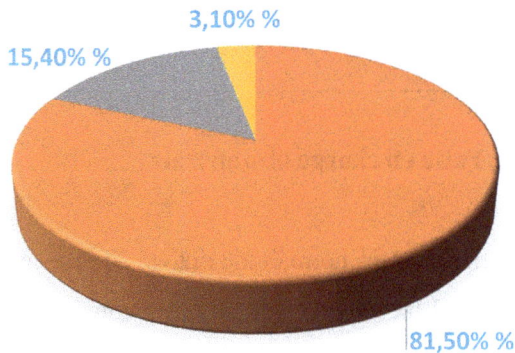

Figure 12 : Répartition des patientes selon leur séjour en réanimation.

3.7.2. Issue materno-fœtale

Durant notre période d'étude, nous avons enregistré 5 cas de décès maternels, soit 7,7 %. Nous avons eu 4 décès par insuffisance rénale aiguë par absence de dialyse et un décès par CIVD. La mortalité fœtale était de 9,4 %.

Tableau XII : Répartition des patientes selon l'issue materno-fœtale.

Issue materno-fœtal	Effectif	Pourcentage (%)
Devenir maternel		
Vivant	60	92,3
Décès	5	7,73
État fœtal		
Vivant	59	90,70
Décès	6	9,40

4. DISCUSSION

4.1. Les limites de notre étude

Notre étude nous a permis de relever des aspects épidémiologique, clinique, thérapeutique et pronostique liés à la PES. Devant l'étude rétrospective que nous avons effectuée, nous avons fait face à certaines difficultés, dont les principales sont :

– l'absence de notification de certaines données dans les dossiers : Situation matrimoniale, notion de PE ou d'éclampsie antérieure, suivi de la grossesse et données fœtales ;

– l'indisponibilité des données paracliniques pour certains dossiers probablement liés au coût élevé des bilans ;

– et la pauvreté de précision des protocoles thérapeutiques utilisés.

4.2. La fréquence

Durant notre période d'étude, sur 624 hospitalisations au service de réanimation de l'HPZ, 120 patientes étaient admises pour PES dont 65 ont été incluses. Cela s'explique par le fait que certaines données cliniques et biologiques manquaient constituant une limite à notre étude.

La prévalence de la PE varie selon les auteurs en fonction du type d'étude ou du niveau économique du pays.

En Afrique Subsaharienne surtout la PE reste un problème de santé publique.

La fréquence de la PES durant notre étude était de 19,87 %.

Nos données rejoignent celles relevées dans les pays en développement, en Asie, en Afrique et en Amérique latine avec une fréquence significativement élevée dépassant largement les estimations de l'OMS qui sont de l'ordre de 10 % [9].

En Afrique de l'Ouest, l'étude menée par Cissé et al. au Sénégal montre une prévalence de 14,9 % [52] alors que ce taux est à 7 % au Maroc [53].

En 2018, selon l'étude menée par Zounfa à la maternité de deux hôpitaux (Hôpital régional et hôpital de la Paix de Ziguinchor) sur 3 308 accouchements, la PE a été relevée chez 347 patientes, soit 10,5 %. Parmi elles, 33,1 % ont développé une forme sévère, soit 3,47 %, sur les 3 308 accouchements [13]. Ces résultats sont similaires à ceux trouvés par Diouf en 2022 à l'HRZ avec une fréquence de 4,9 % de PES sur 2 056 accouchements, dont 33 % d'entre elles ont été admises en réanimation [54].

A contrario, dans les pays développés, la tendance est beaucoup plus faible autour de 2 à 5 % avec 3,83 % pour le Canada et le record le plus faible est enregistré en France avec 1 %. Ceci pourrait s'expliquer par la qualité du suivi prénatal et le niveau socioéconomique supérieur à celui des pays en développement.

Tableau XIII : Fréquence de la pré-éclampsie sévère selon les auteurs.

Auteurs	Pays	Fréquence (%)	Année
Ratsiahonana Fanomezana [55]	Madagascar	5,10 %	2022
Ben Jelloun et al. [53]	Maroc	7,00 %	2020
Elombila et al. [56]	Bénin	21,2 %	2022
Sarr[57]	Sénégal	15,07 %	2014
Lisonkovo et al. [58]	Canada	3,83 %	2021
Cissé et al. [52]	Sénégal	14,90 %	2005
Notre étude	Sénégal	19 ,87 %	2022–2023

4.3. État civil

4.3.1. L'âge

Dans notre série, l'âge moyen était de 26,8 ans avec des extrêmes de 14 et 47 ans et une médiane à 26 ans. La tranche d'âge la plus représentée était entre 20 et 35 ans. Nous avons observé deux pics : entre 18 et 23 ans et entre 24 et 29 ans. Des résultats similaires ont été rapportés à Madagascar avec un âge moyen de 27,29 ans et une population d'étude qui variaient de 15 à 47 ans [55].

Au Sénégal, dans la série de Cissé et al. la moyenne d'âge était de 28,5 ans avec des extrêmes de 16 et 46 ans [52]. Benjelloun et al. au Maroc avaient obtenu un âge moyen de 29,9 ans avec des extrêmes de 16 et 46 ans [53].

Bien que l'âge maternel soit rapporté de manière variable dans les études publiées, il est significativement associé au risque de pré-éclampsie. Certaines recherches ont mis en évidence une relation linéaire entre ce risque de PE et l'âge maternel avec une augmentation notable du risque chez les femmes de moins de 20 ans et celles de plus de 34 ans [14].

4.3.2. La provenance des malades

L'affluence des patientes provient de la région de Ziguinchor avec 52,4 % de cas provenant directement du département de Ziguinchor et 47,6 % admises par référence en provenance des départements de Bignona, Oussouye et de la région de Sédhiou ainsi que des pays voisins tels que la Guinée-Bissau et la Gambie.

Ces résultats sont différents de ceux obtenus par Diouf et al. au CHRZ en 2022 avec plus de la moitié des patientes, soit 60,7 %, qui étaient référées selon le registre d'admission [54]. Lèye dans son étude avait trouvé 57 % des patientes qui provenaient des banlieues de Dakar [59].

Cette discordance pourrait s'expliquer par le déploiement progressif des médecins des SONU depuis 2014 visant à renforcer les capacités des structures sanitaires particulièrement en milieu rural et dans les zones défavorisées. Benjelloun et al. dans leur étude réalisée dans la région du Grand Casablanca avaient constaté que 79 % des patientes avaient été orientées depuis une structure de niveau I ou II [53].

Le mode d'admission des patientes constitue un facteur important à considérer dans la gestion des cas de PE comme le soulignent certains auteurs, notamment Supratikto et al. Les patientes référées présentent un risque accru de mortalité par rapport à celles qui se présentent d'elles-mêmes. Ce constat est lié à des facteurs de perte de temps significativement plus marqués chez les gestantes référées depuis les établissements périphériques de santé. Cette situation s'explique notamment par la faible couverture sanitaire dans de nombreux pays africains et par le manque de ressources humaines qualifiées dans les centres de santé périphériques expliquant également les taux de référence élevés [60].

4.4. Antécédents

4.4.1. Antécédents médicaux

Dans notre série, la majorité des parturientes, soit 95,4 %, n'avaient pas d'antécédent pathologique médical. Toutefois, nous avons eu 2 cas d'HTA chronique et un cas de diabète gestationnel lié à la grossesse. C'était également le cas de Zounfa Naderge qui avait obtenu de son côté 86,6 % de patientes sans antécédents médicaux connus [13].

Ratsirahonana dans sa série avait observé que l'hypertension artérielle était la pathologie la plus représentée avec une prévalence de 22,61 %. Ce résultat confirme les données de la littérature qui suggèrent que l'HTA chronique est un facteur de risque important pour la survenue de la pré-éclampsie sévère. Cette association est bien documentée et met en évidence l'importance du suivi et du contrôle de l'HTA chez les femmes enceintes à risque par la mise en route de l'acide acétylsalicylique [55].

Une étude menée en 2014 dans le cadre d'un programme de l'Organisation mondiale de la Santé (OMS) avait analysé les données de 10 745 femmes enceintes issues de 24 pays. Les résultats avaient révélé que la présence d'une hypertension artérielle avant la grossesse pouvait multiplier par 8 le risque de développer une pré-éclampsie sévère, tandis que la présence d'un diabète gestationnel expose à un risque multiplié par 2 [19]. Quinze patientes, soit 23,4 %, avaient rapporté un antécédent d'avortement.

4.4.2. Antécédents obstétricaux

> **Âge gestationnel**

L'âge gestationnel moyen était de 34,13 SA avec des extrêmes de 24 et 42 SA. Le terme était compris entre 37 et 42 SA chez 13,8 % de nos patientes au moment du diagnostic. Près d'un quart, soit 23,1 %, des PE étaient diagnostiquées avant le terme entre 24 et 36 SA. Des résultats analogues ont été rapportés à Madagascar par Rabirahonana [55] ainsi qu'au Sénégal dans l'étude de Cissé et al., où respectivement 62,74 % et 79,9 %

des cas de pré-éclampsie sévère ont été diagnostiqués avant le terme. Dans ce cas de figure, la poursuite de la grossesse reste l'idéal du moment où une stabilité des chiffres tensionnels est obtenue et que le pronostic vital maternel n'est pas en jeu.

Dans l'étude de El Hasnaoui [61], plus de la moitié, soit 58 %, des cas de pré-éclampsie ont été étudiés à terme. Bien que la pré-éclampsie soit une pathologie caractéristique du troisième trimestre, son diagnostic reste tardif dans notre contexte, ce qui pourrait expliquer la fréquence élevée des complications, voire des décès associés.

> **Parité**

Dans notre étude, les patientes primipares étaient majoritaires dans 54,8 %, suivies des paucipares dans 21,4 %. Ces résultats sont comparables à ceux de l'étude menée par Sogoba en 2019 à Bamako, où les primipares étaient majoritairement représentées à 30,7 %, suivies par les paucipares à 24,9 %. Cette répartition pourrait être expliquée par l'hypothèse d'une inadéquation immunologique liée à la première exposition de la mère aux villosités trophoblastiques qui contiennent des antigènes fœtaux d'origine paternelle [62].

À l'inverse, dans l'étude Ratsirahonana, les femmes multipares occupaient la première position avec un taux de 40,75 %, suivies des primipares, dont le taux était de 36,94 % [55]. Le cadre prédominant de paucipares fait rechercher d'autres facteurs prédisposant tels que l'âge maternel, l'intervalle entre les naissances, le changement de partenaire, l'utilisation de préservatif entre autres [55].

4.5. Aspects cliniques

4.5.1. Signes fonctionnels

Les signes fonctionnels étaient dominés par les signes neurologiques. Nous avons enregistré 73,8 % des patientes qui avaient présenté des convulsions, dont 33,3 % ont évolué vers un trouble de la conscience, suivies par les céphalées dans 49,2 % des cas. Les signes digestifs ont également été signalés chez 6,2 % des cas se manifestant par des vomissements et des douleurs en barre au niveau de l'épigastre.

Des résultats comparables ont été rapportés par Sarr qui avait observé des troubles neurologiques dans 59,21 % des cas étudiés. Sur un total de 133 cas, 78 patientes présentaient des crises convulsives tonico-cloniques généralisées ou localisées [57]. El Hasnaoui et Diabakhaté avaient obtenu une prédominance de céphalées avec respectivement 70 % et 35,4 % [61,63].

La prédominance des signes neurologiques pourrait s'expliquer, d'une part, par l'HTA non contrôlée qui augmente le risque d'encéphalopathie hypertensive à l'origine d'une rupture de l'autorégulation cérébrale conduisant à une hyperperfusion et à un œdème cérébral et, d'autre part, par l'hypoxie causée par l'altération de la perfusion placentaire aggravant le stress oxydatif et libérant des médiateurs qui exacerbent la neuro-inflammation et augmentent le risque de convulsions.

4.5.2. Signes généraux

> **Syndrome œdémateux**

Plus de la moitié des patientes, soit 58,5 %, avaient présenté des OMI contre 52,7 % dans la série de Zounfa [13]. L'œdème des membres inférieurs n'est pas un critère indispensable pour diagnostiquer une pré-éclampsie sévère. Par ailleurs, il n'est considéré comme un signe de gravité que si son apparition est rapide, c'est-à-dire en moins de 24 à 48 heures. De plus, la majorité des femmes perçoivent les œdèmes comme un symptôme peu préoccupant, les associant au processus normal de la grossesse et estiment qu'aucun traitement spécifique n'est nécessaire si ce n'est éventuellement un régime pauvre en sel pour les atténuer.

> **La pression artérielle**

Plus de deux tiers, soit 80 %, de nos patientes avaient une PAS supérieure à 160 mmHg avec une moyenne autour de 172,95 mmHg et la PAD était supérieure à 110 mmHg dans 92,2 % des cas. Ces résultats sont beaucoup plus élevés par rapport à ceux obtenus par Diallo et al. au Burkina Faso, où 62,2 % des patientes ont présenté une PAS supérieure à 160 mmHg et 51,2 % une PAD supérieure à 110 mmHg [64]. L'HTA est le maître symptôme de la PES. Elle constitue en soi un facteur de gravité indépendamment des autres signes cliniques. L'élévation de la pression artérielle dans la pré-éclampsie résulte de nombreux mécanismes dont certains restent encore mal élucidés. Elle est notamment associée à une ischémie-reperfusion placentaire et à un dysfonctionnement endothélial maternel. Ces altérations contribuent à l'hypertension artérielle en inhibant la natriurèse et en altérant les résistances périphériques [28].

> **La protéinurie**

La protéinurie était positive chez toutes les patientes. C'est un critère obligatoire pour le diagnostic et devient un élément de gravité si elle est supérieure à 3 g/24 h.

Dans l'étude de Diabakhaté, la protéinurie était supérieure ou égale à 3 croix aux bandelettes urinaires dans 68,8 % des cas [63]. Selon Diallo et al. 48,8 % des gestantes présentaient une protéinurie de 4 croix tandis que 41,7 % avaient une protéinurie à 3 croix [64].

4.6. Paracliniques

4.6.1. La biologie

La plupart des patientes, soit 90,7 %, avaient bénéficié d'un bilan biologique.

– **L'hémogramme**

Le taux moyen d'hémoglobine était de 11,97 %. Près d'un tiers des patients, soit 27,2 %, présentaient une anémie. Une hyperleucocytose a été enregistrée dans 64,4 % des cas probablement en lien avec une infection associée dont l'origine n'a pas pu être déterminée dans notre série. Une thrombopénie a été retrouvée chez 20,3 % des patientes.

Dans une étude menée à Bamako en 2019, l'anémie était retrouvée dans 21,3 % des cas et une thrombopénie chez 3,10 % [62]. Au Sénégal, El Hasnaoui a enregistré 13,1 % de cas de thrombopénie [61].

– **Les transaminases**

Nous avons retrouvé une cytolyse hépatique chez 48,8 % des patientes. Il faut noter qu'une cytolyse hépatique avec ASAT/ALAT supérieure à 2 fois la normale est un élément de sévérité de la PE. Diouf dans sa série a retrouvé une cytolyse chez 26 % des patientes qui était supérieure ou égale à 2 fois la normale [54].

– **Le bilan rénal**

L'étude de la fonction rénale a été réalisée chez 76,9 % des patientes. Nous avons noté une élévation de l'urémie et de la créatinémie chez 22,4 % des cas et la diurèse était altérée chez 9,2 % des patientes. Elle englobe le dosage de l'urée sanguine et de la créatininémie témoignant du degré de la réduction de la filtration glomérulaire. Cette quantification devient indispensable dès que la recherche des protéinuries à la bandelette est positive.

4.6.2. L'imagerie

Durant notre étude aucune de nos patientes n'a bénéficié d'un examen radiologique.

TDM : L'hypothèse physiopathologique la plus communément répandue suggère qu'un vasospasme cérébral était à l'origine de zones d'ischémie focale et d'un œdème cérébral cytotoxique. Cette hypothèse a été révisée à la lumière des avancées apportées par l'IRM qui offre un nouvel éclairage sur les troubles neurologiques associés à la pré-éclampsie. Il apparaît que l'œdème vasogénique pourrait également être favorisé par une perturbation endothéliale affaiblissant la barrière hémato-encéphalique et augmentant la perméabilité vasculaire. Alhoussaini dans son étude a enregistré des lésions neuroradiologiques multiples au cours de la pré-éclampsie compliquée d'éclampsie. Ces lésions étaient dominées par l'ischémie cérébrale localisée chez 51,7 % des patientes, suivie de l'œdème cérébral dans 51,7 % et de l'hémorragie dans 17,8 % des cas [38].

4.7. Complications

Durant notre période d'étude, nous avions enregistré 57 cas de complications liées à la pré-éclampsie soit 87,7 % avec 12 % des patientes ayant présenté plusieurs complications associées.

- **Éclampsie**

C'est la complication la plus retrouvée. Nous avons enregistré 70,8 % de cas d'éclampsie avec des manifestations à type de crise convulsive tonico-clonique généralisée ou localisée compliquée à 24,60 % de trouble de la conscience. La pré-éclampsie provoque un déséquilibre entre les facteurs vasoconstricteurs et vasodilatateurs et expose l'organisme à un état d'hypoxie pouvant être délétère pour le cerveau.

- **Le HELLP syndrome**

Nous avons observé 30,8 % de cas de HELLP syndrome. Il est notifié sur la base d'une hémolyse, d'une cytolyse hépatique et d'une thrombopénie. Il est la traduction de la micro-angiopathie disséminée provoquée par la maladie placentaire. En milieu de réanimation l'incidence est autour de 16,13 % et complique 10 % des PES [58].

- **IRA**

Nous avons relevé dans notre série 15,4 % de cas d'IRA. Elle est à rechercher devant l'altération de la créatinémie et de l'urée sanguine mais aussi devant une oligo-anurie. La diurèse peut être conservée dans la forme légère de PES. La PES est caractérisée par une IRA habituellement fonctionnelle secondaire à la vasoconstriction généralisée et à l'hypovolémie relative.

- **HRP**

Nous avons observé 7,7 % de cas d'HRP. C'est la conséquence du syndrome vasculo-rénal classiquement retrouvée dans l'HTAG. L'HRP représente une des complications imprévisibles de la toxémie gravidique. Elle complique 10 % des grossesses sur HTA chronique et 2,5 % des PES.

- **OAP**

Nous avons enregistré 1 cas soit 1,53 %. C'est une complication peu fréquente retrouvée dans 2,9 % des PES.

L'éclampsie est la complication la plus fréquente de la PES. Cela s'explique par l'hypersensibilité cérébrale à l'hypoxie. C'est la conséquence d'une hypoperfusion par réduction du flux sanguin cérébral combinée à des pressions vasculaires élevées qui augmente le risque de crises. La fréquence de l'éclampsie varie en fonction du niveau de développement du pays. La France avait recensé entre 350 et 400 cas par an [65]. Le taux est significativement plus élevé avec 8 sur 1 000 naissances à Dakar (2001) [66] et 3 sur 1000 à Raba au Maroc en 2006 [37].

Au Sénégal, dans l'étude de Sarr, l'éclampsie représentait 59,21 %, suivie par l'IRA dans 5,26 % [57]. El Hasnaoui avait enregistré 79 % de cas d'éclampsie, suivis de 14,64 % de cas d'IRA [61]

4.8. La thérapeutique

4.8.1. Les antihypertenseurs

Les antihypertenseurs ont été prescrits chez toutes les parturientes. Les inhibiteurs calciques (nicardipine) étaient la molécule le plus utilisée. Elle était administrée par voie intraveineuse chez 63,1 % des patients et par voie orale chez 36,9 %. Ce résultat est assez similaire à celui rapporté par Ratsirahona qui a observé que 86,26 % des patients avaient reçu la nicardipine comme principal traitement antihypertenseur [55]. De même, il concorde avec les conclusions de Tchente Nguefack et al. selon lesquelles la nicardipine était l'antihypertenseur le plus prescrit dans leur service (69,6 %), suivie du Méthyldopa (12,9 %) de la Clonidine (11,04 %) et de la Nifédipine (2,07 %) [67]. Les inhibiteurs calciques restent la molécule la plus prescrite non seulement pour son efficacité mais également pour sa tolérance chez la femme enceinte. Il est indispensable de ne pas chercher à normaliser la PA maternelle. En effet la perfusion utéroplacentaire n'est pas soumise à un système d'autorégulation. Le débit sanguin est corrélé de façon linéaire à la PA maternelle.

4.8.2. Les anticonvulsivants

Dans notre étude, le sulfate de magnésium a été utilisé chez 84,4 % des cas. Il a été administré selon le protocole Zuspan en raison de 4g en dose de charge par voie intraveineuse puis 1g par heure pendant 24 heures.
Il s'agit d'un aspect essentiel de la prise en charge des complications liées à la pré-éclampsie. Les molécules les plus utilisées incluent le sulfate de

magnésium, les benzodiazépines et la phénytoine. Cependant le sulfate de magnésium est aujourd'hui largement considéré comme l'anticonvulsivant de référence pour le traitement de la pré-éclampsie. La dose de charge lève le spasme vasculaire cérébral par son effet inhibiteur calcique.[31]

Dans une étude menée par El Hasnaoui au Sénégal, le sulfate de magnésium a été administré à 98 % des patientes [61]. Quant à Tchaou au Bénin, son étude rapportait que 78 % des patientes avaient bénéficié d'un traitement anticonvulsivant, dont 57,2 % avaient reçu du sulfate de magnésium et 51,4 % du diazépam [68].

4.8.3. Traitement obstétrical

La totalité des patientes figurant dans notre étude ont été admise en ranimation en période post-partum. Plus de la moitié des patientes, soit 75,4 %, avaient bénéficié d'une césarienne. L'accouchement par voix basse a été pratiqué chez 24,6 % des cas.

Danmadji [69] et Sarr [57] au Sénégal avaient obtenu des résultats similaires avec respectivement 61 % et 81,95 % de cas de césarienne liés à la PES. Ce taux est relativement faible dans l'étude de Tchaou, dominé majoritairement par des accouchements par voie basse dans 51,5 % [68]. Le taux élevé de césarienne est lié essentiellement au fait que la PES constitue une urgence médico-obstétricale. L'évacuation utérine demeure une urgence dans certains cas en raison d'un sauvetage maternel surtout en cas de complications.

4.8.4. D'autres mesures thérapeutiques

D'autres mesures thérapeutiques ont été mises en œuvre notamment une antibiothérapie à base de céfuroxime à raison de 2 g chez 93,8 % des patientes, l'utilisation d'antalgiques (paracétamol plus néfopam) chez 95,8 %, une transfusion sanguine chez 10 % des patientes et une oxygénothérapie chez 6 % d'entre elles.

5.   ÉVOLUTION-PRONOSTIC

La durée d'hospitalisation moyenne était de 3,28 jours avec des extrêmes de 1 et 24 jours. Nous avons enregistré 5 décès maternels, soit 7,7 %, des cas. La mortalité fœtale était de 9,4 %. Les cas de décès maternels enregistrés étaient des patientes ayant présenté une défaillance multiviscérale dont l'IRA dans 80 % des cas. Les résultats sont variables en fonction des auteurs. Danmadji [69] et Sarr [55] ont observé respectivement une durée d'hospitalisation moyenne de 4,9 et 6,7 jours, une mortalité maternelle de 1,6 % et de 6 % et une mortalité fœtale de 15,58 % et de 27,08 %.

RÉFÉRENCES

1.   **Fischer C.** Pré-éclampsie sévère. Prat En Anesth Réanimation. 1 sept 2022 ;26(4) :198-205.

2.   **Hermant M.** Histoire de la compréhension et de la prise en charge de l'éclampsie et de la pré-éclampsie, 2018 : 61.

3.   **Genoux A, Guerby P, Morin M, Perret B, Vayssière C, Hamdi SM.** Le dépistage ciblé de la prééclampsie au premier trimestre de la grossesse au CHU de Toulouse. Ann Cardiol Angéiologie. juin 2018 ;67(3) :111-8.

4.   **Tsatsaris V, Fournier T, Winer N.** Physiopathologie de la prééclampsie. J Gynécologie Obstétrique Biol Reprod. févr 2008 ;37(1) :16-23.

5.   **Direction de la santé de la mère et de l'enfant (DSME).** Revue régionale sur la Surveillance des Décès Maternels et Périnatals et la Riposte. Termes de Référence, 2025 ; 7.

6.   **Société française de médecine d'urgence.** Réanimation des formes graves de prééclampsie. Conférence d'experts : pré-éclampsie, 2000 ; 12.

7.   **Moignet C, Diemunsch P, Pottecher T.** Anesthésie-réanimation et pré-éclampsie. Research Gate, 9 juill. 2023 ; 42.

8.   **Bonnet MP, Garnier M, Keita H, Compère V, Arthuis C, Raia-Barjat T .** Guidelines for the management of women with severe pre-eclampsia. Anaesth Crit Care Pain Med. oct 2021 ;40 (5) :100901.

9.   **WHO.** Prevention and treatment of pre-eclampsia and eclampsia [Internet]. [cité 20 nov 2024]. Disponible sur : https://iris.who.int/bitstream/handle/10665/44703/9789241548335_eng.pdf ?sequence=1

10.   **Zhang J, Meikle S, Trumble A.** Severe maternal morbidity associated with hypertensive disorders in pregnancy in the United States. Hypertens Pregnancy. 2003 ;22(2) :203-12.

11. **Benjelloun AT, Benchrifi Y, Mahdaoui S, Samouh N.** Epidémiologie de la prééclampsie dans la région du grand Casablanca. PAMJ - Clinical Medicine. 2020; 2 :1-11.

12. **Boiro D, Faye PM, Gueye M, Sow A, Dieng A, Ndongo AA, et al.** La prééclampsie : quelles complications chez le nouveau-né ? J Pédiatrie Puériculture. déc 2018 ;31(6) :282-6.

13. **Zounfa SN.** La pré-éclampsie : profil épidémio-clinique et pronostique dans les centres hospitaliers de Ziguinchor. Université Assane Seck, Thèse méd., Ziguinchor, 2020 ; n° 10, 152.

14. **Duckitt K, Harrington D.** Risk factors for pre-eclampsia at antenatal booking : systematic review of controlled studies. BMJ. 12 mars 2005 ;330(7491) :565.

15. **Robillard PY, Hulsey TC, Périanin J, Janky E, Miri EH, Papiernik E.** Association of pregnancy-induced hypertension with duration of sexual cohabitation before conception. Lancet Lond Engl. 8 oct 1994 ;344(8928) :973-5.

16. **Cincotta RB, Brennecke SP.** Family history of pre-eclampsia as a predictor for pre-eclampsia in primigravidas. Int J Gynaecol Obstet Off Organ Int Fed Gynaecol Obstet. janv 1998 ;60(1) :23-7.

17. **Moore LG, Hershey DW, Jahnigen D, Bowes W.** The incidence of pregnancy-induced hypertension is increased among Colorado residents at high altitude. Am J Obstet Gynecol. 15 oct 1982 ;144(4) :423-9.

18. **Higgins JR, Walshe JJ, Conroy RM, Darling MRN.** The relation between maternal work, ambulatory blood pressure, and pregnancy hypertension. J Epidemiol Community Health. mai 2002 ;56(5) :389-93.

19. **Bilano VL, Ota E, Ganchimeg T, Mori R, Souza JP.** Risk Factors of Pre-Eclampsia/Eclampsia and Its Adverse Outcomes in Low- and Middle-

Income Countries : A WHO Secondary Analysis. Young RC, éditeur. PLoS ONE. 21 mars 2014 ;9(3) :e91198.

20.	**Lai J, Romero R, Tarca AL, Iliodromiti S, Rehal A, Banerjee A, et al.** SARS-CoV-2 and the subsequent development of preeclampsia and preterm birth : evidence of a dose-response relationship supporting causality. Am J Obstet Gynecol. déc 2021 ;225(6) :689-693.e1.

21.	**Emonts P, Seaksan S, Seidel L, Thoumsin H, Gaspard U, Albert A, et al.** Prediction of Maternal Predisposition to Preeclampsia. Hypertens Pregnancy. janv 2008 ;27(3) :237-45.

22.	**Tsatsaris V, Fournier T, Malassiné A, Evain-Brion D.** La placentation humaine. In : Traité d'obstétrique. Elsevier-Masson, 2010 ; 3-13.

23.	**Kaufmann P, Black S, Huppertz B.** Endovascular trophoblast invasion : implications for the pathogenesis of intrauterine growth retardation and preeclampsia. Biol Reprod. juill 2003 ;69(1) :1-7.

24.	**Clark D, Smith S, Licence D, Evans A, Charnock-Jones D.** Comparison of expression patterns for placenta growth factor, vascular endothelial growth factor (VEGF), VEGF-B and VEGF-C in the human placenta throughout gestation. J Endocrinol. 1 déc 1998 ;159(3) :459-67.

25.	**Zygmunt M, Herr F, Keller-Schoenwetter S, Kunzi-Rapp K, Münstedt K, Rao CV, et al.** Characterization of Human Chorionic Gonadotropin as a Novel Angiogenic Factor. J Clin Endocrinol Metab. 1 nov 2002 ;87(11) :5290-6.

26.	**Meekins JW, Pijnenborg R, Hanssens M, MCFadyen IR, Van Asshe A.** A study of placental bed spiral arteries and trophoblast invasion in normal and severe pre-eclamptic pregnancies. BJOG Int J Obstet Gynaecol. août 1994 ;101(8) :669-74.

27. **Rajakumar A, Whitelock KA, Weissfeld LA, Daftary AR, Markovic N, Conrad KP.** Selective overexpression of the hypoxia-inducible transcription factor, HIF-2alpha, in placentas from women with preeclampsia. Biol Reprod. févr 2001 ;64(2) :499-506.

28. **Staff AC, Halvorsen B, Ranheim T, Henriksen T.** Elevated level of free 8-iso-prostaglandin F2alpha in the decidua basalis of women with preeclampsia. Am J Obstet Gynecol. 1999 Nov;181(5 Pt 1):1211-5.

29. **Huppertz B, Kingdom J, Caniggia I, Desoye G, Black S, Korr H, et al.** Hypoxia favours necrotic versus apoptotic shedding of placental syncytiotrophoblast into the maternal circulation. Placenta. 2003 ;24(2-3) :181-90.

30. **Calicchio R, Buffat C, Vaiman D, Miralles F.** Dysfonction endothéliale : rôle dans le syndrome maternel de la prééclampsie et conséquences à long terme pour le système cardiovasculaire. Ann Cardiol Angéiologie. 1 juin 2013 ;62(3) :215-20.

31. **Dubar G, Rackelboom T, Tsatsaris V, Mignon A.** Prééclampsie. Éclampsie. Anesthésie-Réanimation. 2012 ; 36-980-A-10, 18.

32. Guide-de-la-Pratique-Sage-Femme-en-Mauritanie-1ère-Édition-2014.pdf [Internet]. [cité 22 juin 2024]. Disponible sur : https://scorecard.prb.org/wp-content/uploads/2018/05/Guide-de-la-Pratique-Sage-Femme-en-Mauritanie-1e%CC%80re-E%CC%81dition-2014.pdf

33. **Dolley P, Lebon A, Beucher G, Simonet T, Herlicoviez M, Dreyfus M.** Œdème aigu du poumon et grossesse : étude descriptive de 15 cas et revue de la littérature. J Gynécologie Obstétrique Biol Reprod. nov 2012 ;41(7) :638-44.

34. **Sibai BM.** Diagnosis, controversies, and management of the syndrome of hemolysis, elevated liver enzymes, and low platelet count. Obstet Gynecol. mai 2004 ;103(5 Pt 1) :981-91.

35. **Da C, Pourrat O.** La vivacité des réflexes ostéotendineux en fin de grossesse est-elle spécifique de la prééclampsie ? Étude prospective de 157 femmes enceintes hospitalisées. Rev Médecine Interne. déc 2009 ;30 :S470.

36. **Trabold F, Tazarourte K.** Prise en charge pré- et interhospitalière des formes graves de prééclampsie. Ann Fr Anesth Réanimation. avr 2010 ;29(4) :e69-73.

37. **Moujahid Hind.** Prise en charge de la prééclampsie et de l'éclampsie en réanimation chirurgicale.

38. **Bartynski WS, Boardman JF.** Distinct Imaging Patterns and Lesion Distribution in Posterior Reversible Encephalopathy Syndrome. Am J Neuroradiol. 1 août 2007 ;28(7) :1320-7.

39. **Collange O, Launoy A, Kopf-Pottecher A, Dietemann JL, Pottecher T.** Éclampsie. Ann Fr Anesth Réanimation. avr 2010 ;29(4) :e75-82.

40. **Fournié A, Bernadet P, Desprats R.** Syndromes vasculorénaux de la grossesse. Obstétrique. 1995 ; 5-036-A-10.

41. **Beucher G, Simonet T, Dreyfus M.** Prise en charge du HELLP syndrome. Gynécologie Obstétrique & Fertilité. 2008 ;36(12) :1175-1190.

42. **Sibai BM, Ramadan MK, Usta I, Salama M, Mercer BM, Friedman SA.** Maternal morbidity and mortality in 442 pregnancies with hemolysis, elevated liver enzymes, and low platelets (HELLP syndrome). Am J Obstet Gynecol. oct 1993 ;169(4) :1000-6.

43. **Ngatcham NM.** Hematome rétroplacentaire au service de gynécologie obstétrique du CHUYO. Université de Ouagadougou, Thèse méd., Ouagadougou, 2012 ; n° 132, 106.

44. **Pottecher T (SFAR).** Réanimation des formes graves de pré-éclampsie (texte court). Journal of Gynecology Obstetrics and Human Reproduction. 2001 ;30(2) : 121.

45. **Capron I.** Prise en charge et suivi de la prééclampsie. Université de Picardie–Jules-Verne, Thèse méd., Amiens, 2017 ; 145.

46. **Diemunsch P, Langer B, Noll E.** Principes généraux de la prise en charge hospitalière de la prééclampsie. Ann Fr Anesth Réanimation. avr 2010 ;29(4) :e51-8.

47. **Admin B.** Prise en charge multidisciplinaire des formes graves de prééclampsie - La SFAR [Internet]. Société française d'anesthésie et de réanimation. 2015 [cité 11 juill 2024]. Disponible sur : https://sfar.org/prise-en-charge-multidisciplinaire-des-formes-graves-de-preeclampsie/

48. **Haddad B, Louis-Sylvestre C, Doridot V, Touboul C, Abirached F, Paniel BJ.** Critères d'extraction fœtale dans la prééclampsie. Gynécol Obstét Fertil. 1 juin 2002 ;30(6) :467-73.

49. **Deruelle P, Girard JM, Coutty N, Subtil D.** Prévention de la prééclampsie. Annales françaises d'anesthésie et de réanimation. 2010 ;29(3) :e31-e35.

50. Sénégal Carte, Carte du Sénégal [Internet]. [cité 8 janv 2025]. Disponible sur : https://fr.mapsofworld.com/senegal/

51. Cartographie de la région de Ziguinchor (anciennement appelée Basse Casamance) [Internet]. [cité 8 janv 2025]. Disponible sur : https://www.pinterest.com/pin/583497695454088410/

52. **Cissé CT, Thiam M, Diagne PM, Moreau JC.** Prééclampsie en milieu africain : épidémiologie et pronostic au CHU de Dakar. La Lettre du Gynécologue. 2005 ;301:9-13.

53. **Benjelloun AT, Benchrifi Y, Mahdaoui S, Samouh N.** Epidémiologie de la prééclampsie dans la région du grand Casablanca. PAMJ - Clinical Medicine. 2020 ;2 :1-11.

54. **Diouf NB.** Prééclampsie sévère : Aspect epidemiologique, clinique, thérapeutique et evolutifs au centre hospitalier régional de Ziguinchor. Ucad, Thèse méd., Dakar, 2022 ; n° 114, 138.

55. **Ratsirahonana FS.** Issue materno-foetale des patientes atteintes de pré-éclampsie sévère traitées au centre hospitalier universitaire de gynéco-obstétrique Befelatanana. Université d'Antananarivo, Thèse méd., Antananarivo, 2022 ; n° 9825, 106.

56. **Elombila M, Niengo Outsouta G, Mpoy Emy Monkessa CM, Kibinda RVE, Leyono Mawandza PDG, et al.** La Prééclampsie Sévère en Réanimation Polyvalente du Centre Hospitalier Universitaire de Brazzaville. Health Sci. Dis. 2022 ;23(6) :62-67.

57. **Sarr BJ.** La prise en charge de la pré-éclampsie sévère : étude prospective à propos de 133 cas au service de réanimation de l'hôpital de Pikine. Ucad, Thèse méd., Dakar, 2014 ; n° 927, 117.

58. **Lisonkova S, Bone JN, Muraca GM, Razaz N, Wang LQ, Sabr Y, et al.** Incidence and risk factors for severe preeclampsia, hemolysis, elevated liver enzymes, and low platelet count syndrome, and eclampsia at preterm and term gestation : a population-based study. Am J Obstet Gynecol. nov 2021 ;225(5) :538.e1-538.e19.

59. **Leye PA.** Reanimation des forme sèvère se prééclampsie au CHU le Dantec. Ucad, Thèse méd., Dakar, 2010 ; n° 001, 140.

60. **Supratikto G, Wirth ME, Achadi E, Cohen S, Ronsmans C.** A district-based audit of the causes and circumstances of maternal deaths in South Kalimantan, Indonesia. Bull World Health Organ. 2002 ;80(3) :228-34.

61. **El Hasnaoui Z.** Prise en charge de la prééclampsie sévère à l'hôpital Mathlaboul Fawzaini de Touba à propos de 198 cas. Ucad, Thèse méd., Dakar, 2019 ; n° 72, 127.

62. **Sogoba PMS.** Profil epidemiologique et facteurs pronostics de la pre-éclampsie severe a la maternite de la Commune V de Bamako. USTTB, Thème méd., Bamako, 2019 ; 88.

63. **Diabakhaté PS.** Prééclampsie sévère : aspect épidémiologique, diagnostique, thérapeutique, et pronostique au centre hospitalier universitaire Aristide de Le Dentec. Ucad, Thèse méd., Dakar, 2021 ; n° 7, 162.

64. **Diallo JW, Méda N, Ahnoux-Zabsonré A, Ouattara S, Yanogo A, Tougouma JB, et al.** Les manifestations oculaires au cours de la prééclampsie sévère ou l'éclampsie au Centre Hospitalier Universitaire Sourô Sanou de Bobo Dioulasso. Pan Afr Med J. 2015 ; 21 :1-8.

65. **Raphael V, Levasseur J.** Éclampsie. Elsevier Masson, EMC, 2007 ; 25-070-B-20, 14.

66. **Cissé CT, Faye Dieme ME, Ngabo D, Mbaye M, Diagne PM, Moreau JC.** Indications thérapeutiques et pronostic de l'éclampsie au CHU de Dakar. Journal of Gynecology Obstetrics and Human Reproduction. 2003 32(3-C1) :239-245.

67. **Tchente Nguefack C, Belley Priso E, Halle Ekane G, Fofack Tsabze LJ, Nana Njamen T, Nana Njamen T, et al.** Complications et prise

en charge de la prééclampsie sévère et de l'éclampsie à l'hôpital général de Douala. Revue de Médecine et de Pharmacie. 2015 ; 5(1) :483-490.

68.   **Tchaou BA.** Prise en charge de la prééclampsie sévère dans l'hôpital universitaire de Parakou (Bénin). RAMUR, Tome 17, n° 2, 2012 ; 9.

69.   **Danmadji LN.** La prééclampsie sévère au centre hospitalier national de Pikine. À propos de 1 248 cas. Ucad, Thèse méd., Dakar, 2021 ; n° 7, 162.

RÉSUMÉ

PRISE EN CHARGE DE LA PRÉ-ÉCLAMPSIE SÉVÈRE À LA RÉANIMATION DE L'HÔPITAL DE LA PAIX DE ZIGUINCHOR (SÉNÉGAL)

Introduction : La pré-éclampsie est une pathologie hypertensive de la grossesse spécifiquement humaine, caractérisée par une maladie de l'endothélium maternel dont l'origine est placentaire. Elle survient à partir de la vingtième semaine d'aménorrhée jusqu'à 42 jours après l'accouchement.

Objectif : Faire le point sur la prise en charge thérapeutique de la PES dans le service de réanimation de l'hôpital de la Paix de Ziguinchor.

Patientes et méthode : Nous avons réalisé une étude rétrospective et descriptive portant sur la prise en charge de la PES au centre hospitalier de la paix de Ziguinchor. Elle s'est déroulée sur une période de 24 mois, entre le 1er janvier 2022 et le 31 décembre 2023.

Résultat : Nous avons colligé 65 patientes. L'âge moyen des patientes était de 26,8 ans avec des extrêmes allant de 14 à 47 ans. La majorité des patientes soit 52,4 % venaient de la région de Ziguinchor. La gestité moyenne était de 2 dominée par les primigestes dans 50 % des cas et la parité moyenne était de 1,8 dominée par les primipares 54,8 % des cas. L'âge gestationnel moyen était de 34,13 SA et 61,50 % des PES ont été diagnostiquées en période pré-partum. La principale complication était l'éclampsie dans 70,8 %. Les inhibiteurs calciques étaient la molécule la plus utilisée dans 63,1 % des cas par voie intraveineuse. La durée d'hospitalisation moyenne était de 3,28 jours. La mortalité maternelle était de 7,7 % et une mortalité fœtale de 9,4 %.

Conclusion : Il est nécessaire de renforcer l'information et l'éducation des parturientes sur les premiers signes de la PES pour un dépistage, un diagnostic et une prise en charge précoces.

Mots clés : Pré-éclampsie sévère - Prise en charge - Complications - Réanimation

www.ingramcontent.com/pod-product-compliance
Lightning Source LLC
Chambersburg PA
CBHW061830220326

41599CB00027B/5246